国家出版基金项目
NATIONAL PUBLICATION FOUNDATION

"十三五"国家重点图书出版规划项目
天津市重点出版扶持项目

U0798854

"癌症知多少"
新媒体健康科普丛书

# 胰腺癌

丛书主编　樊代明　郝希山
主　　编　田艳涛

天津出版传媒集团
天津科技翻译出版有限公司

**图书在版编目(CIP)数据**

胰腺癌 / 田艳涛主编. —天津 : 天津科技翻译出版有限公司, 2022.3

("癌症知多少"新媒体健康科普丛书/樊代明, 郝希山主编)

ISBN 978-7-5433-3914-9

Ⅰ. ①胰… Ⅱ. ①田… Ⅲ. ①胰腺癌-诊疗 Ⅳ. ①R735.9

中国版本图书馆 CIP 数据核字(2019)第 008360 号

胰腺癌
YIXIAN'AI

出　　版:天津科技翻译出版有限公司
出 版 人:刘子媛
地　　址:天津市南开区白堤路 244 号
邮政编码:300192
电　　话:(022)87894896
传　　真:(022)87893237
网　　址:www.tsttpc.com
印　　刷:天津海顺印业包装有限公司分公司
发　　行:全国新华书店
版本记录:710mm×1000mm 16 开本 8.25 印张 115 千字
2022 年 3 月第 1 版 2022 年 3 月第 1 次印刷
定价:28.00 元

# 丛书编委会

| | | | | | |
|---|---|---|---|---|---|
| 董恒磊 | 杜　娟 | 杜　强 | 杜玉娟 | 段　峰 | 段振东 |
| 范　彪 | 范志松 | 方小洁 | 房　锋 | 封　磊 | 冯　莉 |
| 冯　敏 | 冯梦晗 | 冯梦宇 | 付　强 | 高　婕 | 高　劲 |
| 高　明 | 高　申 | 高　炜 | 高　秀 | 高　岩 | 高伟健 |
| 弓晓媛 | 宫本法 | 关海霞 | 关莎莎 | 郭　志 | 郭婧瑶 |
| 郭姗琦 | 韩　晶 | 何　朗 | 何　流 | 何　毅 | 何帮顺 |
| 何江弘 | 何亚琳 | 和　芳 | 贺　斌 | 洪　雷 | 侯秀坤 |
| 胡海涛 | 胡耐博 | 胡筱蓉 | 黄　河 | 黄鼎智 | 黄慧强 |
| 黄金超 | 黄梅梅 | 黄敏娜 | 黄诗雄 | 黄文倩 | 黄育北 |
| 季　科 | 季　鑫 | 季加孚 | 季耘含 | 贾　佳 | 贾晓燕 |
| 贾英杰 | 贾子豫 | 姜文奇 | 姜志超 | 蒋微琴 | 金　辉 |
| 金　希 | 金　鑫 | 荆　丽 | 井艳华 | 阚艳艳 | 康文哲 |
| 孔　学 | 孔大陆 | 孔凡铭 | 孔雨佳 | 雷海科 | 黎军和 |
| 李　方 | 李　洁 | 李　静 | 李　力 | 李　玲 | 李　凌 |
| 李　宁 | 李　圃 | 李　倩 | 李　荣 | 李　薇 | 李　艳 |
| 李　洋 | 李　盈 | 李　勇 | 李春波 | 李大鹏 | 李冬云 |
| 李昉璇 | 李国强 | 李海鹏 | 李虹义 | 李虎子 | 李慧锴 |
| 李慧莉 | 李家合 | 李嘉临 | 李建丽 | 李利娟 | 李萌辉 |
| 李姝颖 | 李维坤 | 李文桦 | 李文杰 | 李文涛 | 李小江 |
| 李小梅 | 李晓东 | 李勇强 | 李志领 | 李志铭 | 李治中 |
| 力　超 | 梁　峰 | 梁　菁 | 梁金晓 | 梁晓峰 | 廖书恒 |
| 廖正凯 | 林　宁 | 林　源 | 林立森 | 林贤东 | 林晓琳 |
| 林仲秋 | 凌小婷 | 刘　晨 | 刘　昊 | 刘　洁 | 刘　珊 |
| 刘　巍 | 刘　妍 | 刘　昭 | 刘兵城 | 刘博文 | 刘长富 |
| 刘东伯 | 刘东明 | 刘冬妍 | 刘端祺 | 刘合利 | 刘红利 |
| 刘宏根 | 刘慧龙 | 刘家成 | 刘嘉寅 | 刘俊田 | 刘凌翔 |
| 刘盼盼 | 刘荣凤 | 刘潇濛 | 刘晓园 | 刘筱迪 | 刘彦芳 |

| | | | | | |
|---|---|---|---|---|---|
| 刘艳霞 | 刘云鹤 | 刘云涛 | 刘志敏 | 卢仁泉 | 卢小玲 |
| 卢致辉 | 鲁苗苗 | 陆　舜 | 陆　苏 | 吕　强 | 罗迪贤 |
| 马　虎 | 马　帅 | 马　薇 | 马翻过 | 马福海 | 马蔚蔚 |
| 孟晓敏 | 牟睿宇 | 穆　瀚 | 聂　蔓 | 宁晓红 | 牛文博 |
| 潘　杰 | 齐立强 | 齐文婷 | 秦　磊 | 秦健勇 | 邱　红 |
| 邱录贵 | 曲秀娟 | 瞿慧敏 | 饶群仙 | 任　越 | 荣维淇 |
| 汝　涛 | 单玉洁 | 邵欣欣 | 邵志敏 | 佘　彬 | 申　鹏 |
| 沈　琦 | 沈　倩 | 沈文斌 | 施咏梅 | 石　晶 | 石　燕 |
| 石汉平 | 司同国 | 思志强 | 宋晨歌 | 宋春花 | 宋天强 |
| 宋亦军 | 苏　畅 | 孙　婧 | 孙　鹏 | 孙　颖 | 孙彬栩 |
| 孙凌宇 | 孙现军 | 谭先杰 | 汤　东 | 唐　凤 | 唐丽丽 |
| 田艳涛 | 汪　艳 | 王　峰 | 王　杰 | 王　洁 | 王　科 |
| 王　莉 | 王　龙 | 王　飒 | 王　潇 | 王　欣 | 王　鑫 |
| 王　迎 | 王　宇 | 王　钊 | 王　勐 | 王安强 | 王炳智 |
| 王丹鹤 | 王风华 | 王建祥 | 王建正 | 王晶晶 | 王景文 |
| 王军轶 | 王丽娟 | 王楠娅 | 王书奎 | 王舒朗 | 王晰程 |
| 王夏妮 | 王潇潇 | 王晓群 | 王园园 | 隗汶校 | 魏　凯 |
| 魏立强 | 魏丽娟 | 魏述宁 | 魏松锋 | 闻淑娟 | 邬明歆 |
| 吴　楠 | 吴　琼 | 吴尘轩 | 吴航宇 | 吴小华 | 吴晓江 |
| 吴延升 | 吴胤瑛 | 伍晓汀 | 武　强 | 夏　奕 | 向　阳 |
| 肖　健 | 肖　莉 | 肖书萍 | 谢玲玲 | 信　文 | 邢金良 |
| 邢晓静 | 熊　斌 | 熊青青 | 徐　泉 | 徐　彦 | 徐慧婷 |
| 徐瑞华 | 徐晓琴 | 许红霞 | 闫　东 | 严　颖 | 颜　兵 |
| 杨　波 | 杨　丹 | 杨　航 | 杨　敏 | 杨合利 | 杨隽钧 |
| 杨李思瑞 | 杨佩颖 | 杨伟伟 | 杨子鑫 | 姚剑峰 | 叶　枫 |
| 易　丹 | 易峰涛 | 易树华 | 尹　玉 | 尹如铁 | 尤　俊 |
| 于　歌 | 于海鹏 | 于仁文 | 于晓宇 | 虞永峰 | 袁　航 |

| | | | | | |
|---|---|---|---|---|---|
| 运新伟 | 翟晓慧 | 战淑珺 | 张　斌 | 张　帆 | 张　红 |
| 张　寰 | 张　慧 | 张　霁 | 张　娇 | 张　晶 | 张　龙 |
| 张　蕊 | 张　倜 | 张　伟 | 张　欣 | 张　雪 | 张　瑶 |
| 张广吉 | 张国辉 | 张海波 | 张宏艳 | 张建军 | 张丽丽 |
| 张凌云 | 张梦迪 | 张青向 | 张汝鹏 | 张师前 | 张炜浩 |
| 张潇潇 | 张小田 | 张玄烨 | 张雪娜 | 张瑶瑶 | 张一楠 |
| 张玉敏 | 张跃伟 | 张蕴超 | 张梓贤 | 赵　静 | 赵　峻 |
| 赵　坤 | 赵　群 | 赵　婷 | 赵　玮 | 赵　勇 | 赵洪猛 |
| 赵敬柱 | 赵林林 | 赵志丽 | 郑　莹 | 郑传胜 | 郑华川 |
| 郑向前 | 支修益 | 只璟泰 | 周　晨 | 周　晶 | 周　岚 |
| 周　琦 | 周洪渊 | 朱津丽 | 朱晓黎 | 朱晓琳 | 朱颖杰 |
| 庄则豪 | 邹冬玲 | 邹燕梅 | 邹征云 | 左　静 | |

# 《胰腺癌》编委会


**主　编**

田艳涛

**副主编**

闫　东　　张　蕊　　姜志超　　和　芳　　马福海　　叶　枫

李　宁　　张　雯　　徐　泉　　虞　夏

**主编助理**

康文哲

**插　画**

李　洋　　虞　夏

**编　者**（按姓氏汉语拼音排序）

和　芳　　胡海涛　　姜志超　　金　鹏　　康文哲　　李　宁

李　洋　　李维坤　　刘　昊　　马　帅　　马福海　　齐文婷

邵欣欣　　田艳涛　　王　杰　　王炳智　　徐　泉　　闫　东

叶　枫　　虞　夏　　张　蕊　　张　雯

# 丛书前言一

## 匠心精品，科普为民

人类认识癌症的历史源远流长。无论是古希腊时期的希波克拉底，还是中国古代的《黄帝内经》等早期医学文献，都曾系统描述过癌症。20世纪下半叶以来，世界癌症发病人数与死亡人数均呈快速上升趋势，尤其是20世纪70年代以后，癌症发病率以年均3%~5%的速度递增。癌症已成为当前危害人类健康的重大疾病。

我国自改革开放以来，经济、社会、环境及人们的生活方式都发生了变化，目前正快速步入老龄化社会，这导致我国在肿瘤患者人数快速增长的同时，癌谱也发生了较大变化。在我国，发达国家高发的肺癌、乳腺癌、结直肠癌的发病率迅速上升，发展中国家高发的胃癌、肝癌、食管癌等的发病率亦居高不下，形成发达国家与发展中国家癌谱交融的局面，这给我国的肿瘤防治工作带来了较大挑战。

为了推动肿瘤科普精品创作，为公众和广大患者提供一套权威、科学、实用、生动的科普丛书，在中国科学技术协会的大力支持下，中国抗癌协会组织数百位国内肿瘤专家，集体编写了本套丛书。

丛书的作者都是活跃在我国肿瘤科普领域的专家，通过讲座、访谈、文章等多种形式为广大群众特别是肿瘤患者及其家属答疑解惑，消除癌症认知误区，推进癌症的早诊早治。他们的经验积累和全心投入是本套丛书得以出版的基础。

本套丛书满足了两方面的需求：

一是大众的需求。中国抗癌协会通过各地肿瘤医院、肿瘤康复网站、康复会、患友会等组织问卷调研，汇总常见问题，以保证专家回答的问题是读者最关心和最渴望知道答案的问题。

二是医生的需求。在日常工作中，临床医生要用很大一部分时间来回答患者一些重复率非常高的问题。如果能把这些问题汇总，统一进行细致深入的解答，以图书的形式提供给患者及其家属，不仅能为临床医生节省很多时间，同时也能大大提高诊疗的效率。

丛书的出版不是终点，而是一个起点。本套丛书将配合中国抗癌协会每年的世界癌症日、全国肿瘤防治宣传周等品牌活动，以及肺癌、乳腺癌关注月等各类单病种的宣传活动，通过讲座与公益发放相结合的形式，传播防癌抗癌新知识，帮助患者树立战胜癌症的信心，普及科学合理的规范化治疗方法，全面落实癌症三级预防的总体战略。

本套丛书是集体智慧的结晶。衷心感谢中国科学技术协会对丛书的鼎力支持，感谢百忙之中为丛书的编写投入巨大精力的各位专家，感谢为丛书出版做了大量细致工作的出版社编辑，也感谢所有参与丛书筹备组稿工作的中国抗癌协会秘书处的工作人员。

希望本套丛书的出版能为国家癌症防治事业做一份贡献，为大众健康谋一份福祉。

郝希山

中国工程院院士

# 丛书前言二

## 肿瘤防治，科普先行

### 一、肿瘤防治，科普先行

1.健康科普，国家之需求

2016年，习近平总书记在“科技三会”上指出，“科技创新、科学普及是实现创新发展的两翼，要把科学普及放在与科技创新同等重要的位置。”这是中央领导从国家发展战略高度对新的历史时期科普工作和科普产业发展的新部署和新要求。2017年，“健康中国”作为国家基本发展战略被写进十九大报告，报告明确提出“健康中国行动”的主要任务就是实施健康知识普及行动。

2.肿瘤科普，卫生事业之需求

恶性肿瘤的病因预防为一级预防；通过筛查而早期诊断，以提高肿瘤疗效为二级预防。世界卫生组织（WHO）认为，40%以上的癌症可以预防。恶性肿瘤的发生是机体与环境因素长期相互作用的结果，因此，肿瘤预防应贯穿于日常生活中并长期坚持。肿瘤预防在于降低发病率和死亡率，从而减少国家医疗资源的消耗，减轻恶性肿瘤对国民健康的危害和社会、家庭的经济负担。

3.肿瘤科普，公众之需求

大数据表明，在中国，健康与医疗科普相关词条占总搜索量的57%。2017年国人关注度最高的10种疾病中，“肿瘤”的搜索量超过36亿次，跃居十大疾病之首，之后连续数年蝉联关注榜首位。这一方面说明公众对肿瘤科普有巨大需求，同时也反映了公众对癌症的恐慌情绪。一次次名人患癌事件、一段段网络泛滥的癌症谣言，时时处处诱发公众“谈癌色变”的心理。因此，消除癌症误区、建立正确的防癌观念是当前公民健康领域最重要的科普任务，肿瘤医学工作者责无旁贷。

4.肿瘤科普，患者之需求

恶性肿瘤严重威胁人类健康和社会发展。随着肿瘤发病率持续上升、患者生存期延长、个体对自身疾病的关注增加、患者参与诊疗决策的意愿不断增强，肿瘤科普已经成为刚性需求，涉及预防、诊疗、康复、护理、心理、营养等诸多领域。

5.肿瘤科普，大健康产业之需求

随着科普产业的进步和成熟，一批像果壳网、知乎、今日头条等科普资讯平台迅速发展壮大，成为国家发展科普产业的骨干力量。今天的科普产业正在走出科普场馆建设与运营、科普图书出版与发行、科普影视制作与传播、科普展教器具制作与展示等传统形式，迈向经济建设与社会发展更为广阔的前沿领域。科普的产业形态呈多元化发展，科普出版、科普影视、科普动漫与游戏、科普网站、科普旅游、科普会展、科普教育、科普创意设计服务等实体平台百花齐放。随着人口老龄化的加剧，肿瘤科普产业的规模正在不断扩大，这必将催生高水平多元化的科普产品。肿瘤防治，科普先行，利国利民。

**二、科普先行，路在脚下**

中国抗癌协会作为我国肿瘤学领域最重要的国家一级协会，在成立之日起，就把“科普宣传”和“学术交流”放在同等重要的位置，30 多年来，在肿瘤科普工作中耕耘不辍，秉持公心，通过调动行业资源和专家资源，面向公众和患者广泛开展了内容丰富、形式多样的抗癌科普宣传。通过长期实践，协会独创出“八位一体”的科普组织体系（团队 – 活动 – 基地 – 指南 – 作品 – 培训 – 奖项 – 媒体），为我国肿瘤防治科普事业的模式创新和路径探索做出了重要贡献。

中国抗癌协会自 1995 年创建“全国肿瘤防治宣传周”活动，经过近 30 年的洗练，已成为肿瘤领域历史最悠久、规模和影响力最大、社会效益最好的品牌科普活动。养成良好的生活方式、早诊早治、保证有效治疗、提高患者生存质量等防癌抗癌理念逐步深入人心。从 2018 年开始，中国抗癌协会倡议将每年的 4 月 15 日设为“中国抗癌日”，并组织全国性的肿瘤科普宣传活动。

科普精品是科普宣传的最重要武器。中国抗癌协会的几代学者，传承接力，倾心致力于权威科普作品的创作，为公众和患者奉献了数量众多的科普精品。2012 年至今 10 年时间里，中国抗癌协会本着工匠精神，组织数百名专家编写了本套丛书(共 20 个分册)，采用问答的形式，集中回答了公众及患者在癌症预防、诊疗中的常见疑问。目前本套丛书已入选“国家出版基金项目”“‘十三五’国家重点图书出版规划项目”“天津市重点出版扶持项目”等多个项目，取得了良好的社会效益。

随着近年来临床新进展不断涌现，新技术、新方法、新药物不断应用于临床，协会牵头组织广大专家，将防癌抗癌领域的最新知识奉献给广大读者朋友，帮助公众消除癌症误区，科学理性地防癌抗癌，提升公众的科学素养，为肿瘤防治事业贡献力量。

书之为用，传道解惑。科普创作有四重境界，即权威、科学、实用、生动。我们只为一个目标：让癌症可防可控。

肿瘤防治，科普先行；科普先行，路在脚下。

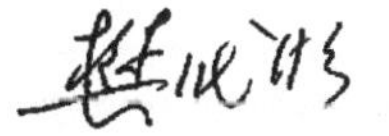

中国抗癌协会理事长

中国工程院院士

# 前　言

胰腺这一器官平时“深藏不露”，工作的时候也默默无闻，并不是人体器官中的“网红”，而更像是在幕后认真工作的“劳模”。但是“劳模”一旦发生肿瘤，后果往往十分严重。不少名人皆因胰腺肿瘤去世，如世界著名男高音歌唱家帕瓦罗蒂、美国著名记者埃德加·斯诺等，都死于胰腺癌，苹果公司创始人乔布斯也因为胰腺神经内分泌肿瘤离世。胰腺癌是最常见的胰腺恶性肿瘤，也是一种预后非常差的消化系统恶性肿瘤，严重威胁着人们的健康。由于胰腺癌发病隐匿，早期症状不明显，大多数患者一经诊断已经是晚期，失去根治性手术切除的机会，生存期也非常有限，所以向大众普及胰腺癌知识，进行健康教育，对提高国民防癌意识具有重大意义，这也是胰腺癌“一级预防”工作的重要内容。

世界范围内每年大约有 20 万人因胰腺癌去世，且总体病死率目前仍然呈上升趋势。在我国，随着人们生活方式的改变，胰腺癌的发病率逐年上升。流行病学调查研究显示，1998—2007 年我国城市地区男性胰腺癌粗发病率每年以 1.86%的速度上升，女性胰腺癌粗发病率每年上升 2.1%。其中农村地区上升明显，城市地区上升速度略缓。胰腺癌的发生与生活方式密切相关，吸烟、肥胖、遗传均是胰腺癌发病的危险因素。糖尿病也与胰腺癌的发生存在联系，但医学界对此仍然存在争议。曾有研究认为,饮用咖啡和胰腺癌的发生有关,但尚无有力证据证实。然而,保持健康的生活方式,养成良好的饮食习惯,是预防癌症及心脑血管疾病的有效方法,同时也符合“未病先防”的理念。定期体检,尤其对于胰腺癌高危人群,是不可或缺的。“早发现,早诊断,早治疗”,能够有效地对疾病在早期施加干预,患者的预后是十分乐观的。有胰腺癌家族史、肥胖、长期糖尿病史、长期吸烟史者,应定期做腹部超声检查,必要时定期进行腹部 CT 检查,检测相关肿瘤标志物,以期早期发现病变。虽然胰腺癌是一种十分凶险的疾病,但是在一定程度上仍然可防、可治,随着医学的不断进步,最终将被攻克。

本人忙于临床、科研及教学工作,但同时也热衷于医学科普的多媒体宣传与写作。2016 年曾出版《漫画胃癌防治》一书,且获奖无数。我深知好的科普著作可以让医患双方共同获益。本书主要由中国医学科学院肿瘤医院工作在临床一线的中青年专家完成,其中不乏富有激情的年轻住院医师和博士研究生,感谢编者在繁忙的临床、科研、教学工作之余对本书的辛勤付出。由于编写时间紧迫,再加上作者学识有限,不免对疾病的认识存在一定的片面性和局限性。对于书中存在的不足之处,恳请广大读者不吝赐教,以期再版时修正提高。

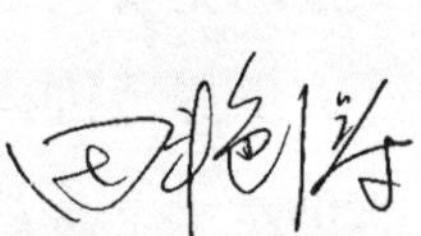

2021 年 11 月

# 目　录

## 第一章　关于胰腺


胰腺的结构和解剖是怎样的？ …………… 3
胰腺在体内有何功能？ ………………………… 5
常见的胰腺疾病有哪些？ ………………………… 7


## 第二章　胰腺癌的基本知识


“癌中之王”的真面目是什么？ ………… 15
胰腺癌的流行病学特点有哪些？ ……… 16
哪些危险因素导致了胰腺癌？ ………… 16
日常生活中如何预防胰腺癌？ ………… 19
胰腺癌患者会出现哪些临床表现？ …… 20
为什么有的胰腺癌出现黄疸，有的却没有？ ………………………………………… 21
胰腺癌的转移方式有哪些？ …………… 22
胰腺癌如何发生转移？ …………………… 24
胰腺癌的病理特点有哪些？ …………… 24
什么是胰腺癌的 TNM 分期？ ………… 25
如何读懂病理报告？ ……………………… 26
胰腺癌患者能活多久？ …………………… 28
胰腺癌是否遗传？ ………………………… 28
胰头癌与壶腹周围癌的区别是什么？ …… 30
2 型糖尿病与胰腺癌有什么关系？ …… 31


## 第三章　如何诊断胰腺癌


超声检查如何发现胰腺癌？ …………… 35
做了腹部超声，为什么还要做超声内镜？ … 36
超声引导下的胰腺肿物针吸细胞学检查有什么作用？ ………………………… 37
腹部 CT 对发现胰腺癌有哪些作用？ …… 38
什么时候需要做 ERCP？ ……………… 39
MRI 配合 CT 会对检测胰腺癌有什么帮助？ …………………………………… 41
MRCP 是什么？ ………………………… 42
PET-CT 对于胰腺癌的诊断价值有哪些？ … 43
什么是胰腺癌相关肿瘤标志物？ ……… 44
CA19-9 升高等于胰腺癌吗？ ………… 44
怎样确诊胰腺癌？ ………………………… 46
体检应该选择哪些项目筛查胰腺癌？ … 46
胰腺癌需要与哪些疾病相鉴别？ ……… 47
胰腺癌基因检测有什么意义？ ………… 48
新发糖尿病与胰腺癌“早诊断”有什么关系？ ……………………………… 49

## 第四章 胰腺癌的治疗


胰腺癌的治疗方法有哪些？ …………… 53
什么样的胰腺癌患者有手术机会？ …… 56
胰腺癌有哪几种手术方式？ …………… 57
胰腺癌是否也能通过微创手术治疗？ … 58
胰腺癌切除后会不会复发？ …………… 61
什么是胰腺癌的术中放射治疗？ ……… 62
什么是姑息性手术和减瘤术？ ………… 62
胰腺癌如何进行放射治疗？ …………… 64
手术前为什么还要做化学治疗？ ……… 66
什么是胰腺癌的介入治疗？ …………… 67
其他胰腺癌的治疗方法有哪些？ ……… 69
胰腺癌术后复查需要检查哪些项目？ … 69
胰腺癌患者疼痛如何处理？ …………… 70
胰腺癌梗阻性黄疸患者如何减黄？ …… 72
胰腺癌切除后复发或转移怎么办？ …… 73
胰腺癌是否需要化学治疗？ …………… 74


## 第五章 胰腺癌围术期管理


手术前要做什么准备？ ………………… 81
胰腺癌患者围术期需要什么营养支持？ … 81
胰腺癌患者应该如何选择肠内营养制剂？ …………………………………… 82
胰腺癌术后会出现哪些并发症？如何处理？ ……………………………… 84
胰腺癌患者的护理需要注意什么？ …… 87
胰腺癌患者术后饮食需要注意什么？ … 88


## 第六章 胰腺神经内分泌肿瘤


什么是胰腺神经内分泌肿瘤？ ………… 93
胰腺神经内分泌肿瘤如何确诊？ ……… 93
胰腺神经内分泌肿瘤如何治疗？ ……… 94


## 第七章 胰腺囊性肿瘤


什么是胰腺囊性肿瘤？能“变坏”吗？ … 99
胰腺囊性肿瘤容易恶变吗？ …………… 99
胰腺囊性肿瘤好发于年轻女性吗？ …… 101

# 第一章

## 关于胰腺

## 胰腺的结构和解剖是怎样的？

1.概述

胰腺是人体重要的消化器官，形态狭长，深在上腹部，走行于腹膜后，大概位于第 1~2 腰椎水平，与腹部大血管毗邻。胰腺的体表投影大概在脐上 5~10cm，长轴与水平面呈 20°~40°夹角，头部低，尾部高。胰腺外观大体呈淡黄色，质地柔软，表面覆盖一层结缔组织被膜，成人胰腺长度为 15~20cm。胰腺通常分为头部（包括钩突）、颈部、体部和尾部四部分，各个部分之间没有明显的边界。胰头部膨大，被十二指肠包绕，下方向肠系膜上动脉右侧的突出部称为钩突。肠系膜上静脉前方是胰腺颈部，肠系膜上静脉左缘至腹主动脉左缘为胰体，胰尾位于腹主动脉左缘和脾门之间，胰尾可被腹膜包绕。胰腺特殊的位置和解剖结构是胰腺手术非常复杂、胰腺癌预后不良的原因之一（图 1–1）。

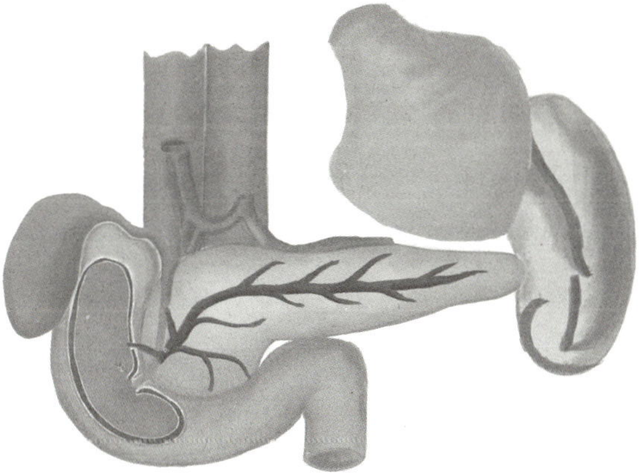

图 1–1　胰腺的解剖结构

2.胰管

胰腺的外分泌导管系统由众多的润管、小叶间导管、支叶间导管和总胰管组成。胰管有两支，分别为横贯胰腺全长的主胰管和位于胰头部上方的副胰管，都开口于十二指肠，将胰液排入其中。主胰管由胰尾行至胰头，沿途接纳各叶间导管，大多数与胆总管汇合后共同开口于十二指肠乳头，此处有“Oddi 括约肌”，两者汇合后形成的膨大称为“Vater 壶腹”。少部分主胰管和胆总管分别开口于十二指肠乳头。副胰管主要走行于胰头前上部,引流的胰液通过十二指肠副乳头汇入十二指肠。副胰管通常和主胰管相通。胰管(图 1-2)有时会出现变异,呈现出不常见的结构。

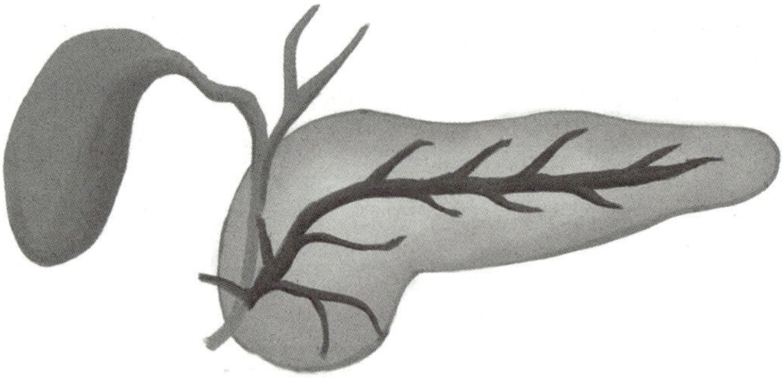

图 1-2 胰管

3.胰腺的毗邻

胰腺位置较深,毗邻关系复杂,下面做一简单介绍。胰头是胰腺右边的膨大部分,被十二指肠球部、降部、水平部呈"C"形包绕。胰头上缘是胃的幽门部,前面是横结肠系膜,后方有胆总管末段,右肾动静脉、下腔静脉等结构也位于胰头后方。胰颈是胰头与胰体之间的狭窄段,前方是胃的幽门部,后方是肠系膜上动静脉。胰体是颈部向左上方的延续,前方是网膜囊,隔着网膜囊与胃体后壁相邻,后方与腹主动脉、脊柱、肠系膜上动脉起始部相邻。胰体上缘分别为由腹腔干发出、向右走行的肝总动脉和向左走行的脾动脉。下缘有横结肠系膜附着,与十二指肠升部相邻。胰体向胰尾逐渐变窄,最终与脾门相邻。胰尾是胰腺唯一可以移动的部分,处于脾肾韧带的腹膜之间。

4.胰腺的血管和淋巴引流

胰腺的血供(图 1-3)为多源性,主要来自胃十二指肠动脉、肠系膜上动脉和脾动脉的分支,这些分支在胰腺内相互吻合形成丰富的动脉网。静脉回流主要通过肠系膜上静脉和脾静脉,最终汇入门静脉。

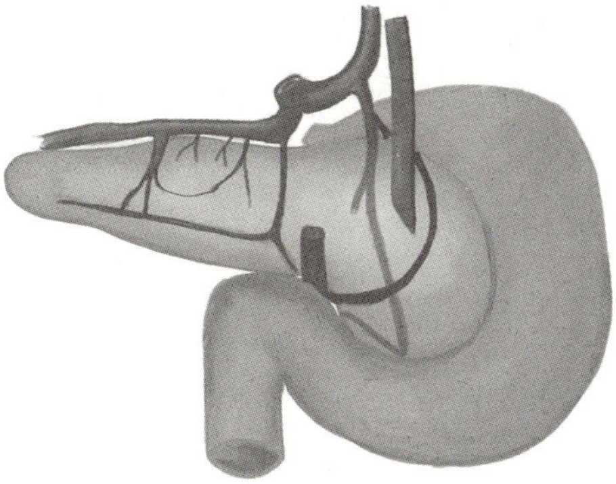

图 1–3 胰腺的血供

胰腺的腺泡周围有许多毛细淋巴管。这些毛细淋巴管逐渐汇合，形成较大的淋巴管，伴随着胰腺内血管的走行，汇聚到胰腺周围淋巴结。胰腺丰富的血管和淋巴引流，是胰腺癌易发生早期转移的结构基础(图1–4)。

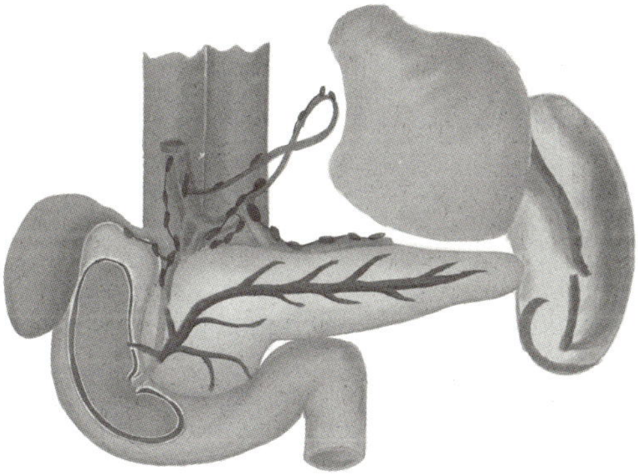

图 1–4 胰腺的淋巴结

## 胰腺在体内有何功能？

胰腺是人体重要的消化器官，它是一个实质性器官，主要位于左上腹部。胰腺实质分为外分泌部分和内分泌部分。正因为有这两个部分，使得胰腺有了两种不同的生理功能，即外分泌功能和内分泌功

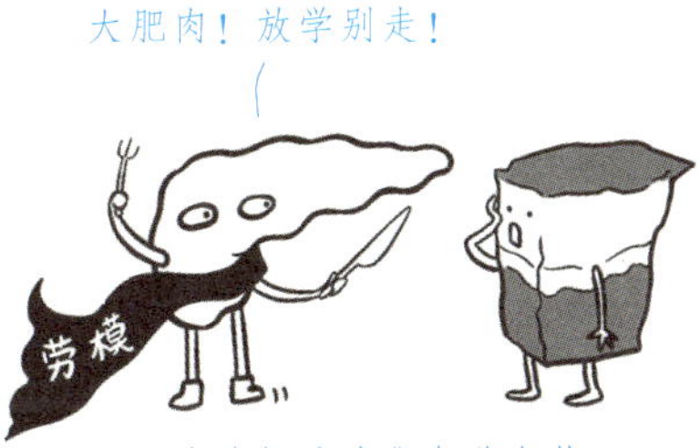


胰腺帮助消化各种食物

能。外分泌功能主要是通过分泌胰液对每天进食的食物进行消化。因此，它是一个重要的消化腺，在食物的消化过程中起决定性作用，特别是对脂肪的消化。内分泌功能主要通过分泌各种内分泌激素对人体血糖及全身生理功能进行调节。

胰腺外分泌功能所分泌的胰液是无色无味的碱性液体，pH 值为 7.8~8.4，渗透压几乎与血浆相等。它主要由胰腺腺泡和连通腺泡与肠腔的导管上皮细胞所分泌。其中腺泡分泌多种消化酶，而导管上皮细胞主要分泌碳酸氢盐、钠、钾、氯等离子和水。成年人每日的胰液分泌量约为 20mL/kg 体重。胰液主要由水、无机物和有机物组成，其中无机物中以碳酸氢盐的含量最高，其次是氯、钠、钾、钙等离子。胰液中的有机物主要是各种消化酶和黏液蛋白等，如胰腺淀粉酶、胰蛋白酶和胰脂肪酶等。胰液主要参与人体内糖、脂肪和蛋白质三大营养物质的代谢，它是机体最重要的消化液。另外，胰液中绝大多数消化酶以酶原形式分泌，需有激活物使其转变成酶，才能对营养物质发挥消化作用。

除此之外，胰液中的碳酸氢盐不仅能中和胃酸，而且可以保护肠黏膜免受强酸侵蚀；它还可以使肠内处于适宜的 pH 值环境，给胰液和肠液中的许多酶提供适宜的环境，以利于发挥作用。胰液中还含有其他一些酶和因子，如辅脂酶，它是一种蛋白质，分子量为 11 000，可以参与人体内的脂肪代谢。一分子辅脂酶可将一分子脂肪酶吸附于油滴表面，从而有助于脂肪酶对脂肪发挥作用，并防止胆盐对脂肪酶的阻断作用，使脂肪酶得到最适的 pH 值。

胰腺的内分泌功能主要由散在分布于外分泌腺之间的胰岛所组成，胰岛主要由 A、B、D 3 种细胞组成。其中 A 细胞分泌胰高血糖素，它能促进肝细胞、肌纤维等内糖原分解成葡萄糖，并抑制糖原的合成而使血糖升高。胰岛 B 细胞分泌胰岛素，直接进入血液和淋巴系统，参与糖代谢调节。胰岛素分泌不足，可引起糖尿病。D 细胞分泌生长抑素，能抑制 A、B 细胞的分泌，进而维持胰岛素的分泌与血糖的调节。总之，生长抑素能抑制肠道吸收葡萄糖，控制糖进入体内的速度；而胰岛素则加强细胞摄取葡萄糖并转变成糖原;胰高血糖素促进糖原分解和糖原异生,使葡萄糖进入血液的量增加。体内血糖的恒定,有赖于这3种激素保持一定比例,所以说胰岛素是使体内营养物质平衡的重要调节者。

## 常见的胰腺疾病有哪些?

1. 急性胰腺炎

急性胰腺炎是胰腺消化酶被异常激活后对胰腺自身及周围组织脏器进行消化而发生的炎症性疾病,其临床特征为腹痛和血液中的胰酶水平升高。临床上,大多数患者的病程呈自限性,20%~30%的患者临床经过凶险,总体死亡率为5%~10%。

急性胰腺炎的发病机制尚不完全清楚。然而,已知多种疾病都可诱发该病,其中主要包括胆汁反流、十二指肠液反流、酒精中毒、高脂血症。其他因素还有暴饮暴食、外伤手术、妊娠、高血钙等。毫无疑问,胰腺炎的病因会越来越多地被发现,随着对该病的进一步研究,诊断为“特发性”胰腺炎的病例数则会逐渐减少。

(1)诊断

胰腺炎的临床表现包括腹痛、发热。腹痛位于上腹部,常向背部放射,多为急性发作,呈持续性。少数患者无腹痛,可伴有恶心、呕吐。发热常由全身炎症反应综合征(SIRS)、坏死胰腺组织继发细菌或真菌感染引起。发热伴黄疸者多见于胆源性胰腺炎。

辅助检查包括血尿淀粉酶测定、血清脂肪酶测定、血清CRP测定等,其中血尿淀粉酶测定为诊断急性胰腺炎的主要手段之一。血清淀粉酶在发病2小时后开始升高,24小时达到高峰,可持续4~5天。尿淀粉酶在急性胰腺炎发作24小时后开始升高,持续1~2周,缓慢下降。

影像学检查包括超声、CT和MRI。超声检查可了解患者是否存在胆囊结石和胆管结石,初步判断胰腺组织情况。轻度急性胰腺炎的CT表现为胰腺弥散增大、密度不均、边界模糊、胰周渗出。重度急性胰腺炎

CT 表现为肿大的胰腺内出现皂泡状低密度区。

（2）治疗

以非手术治疗为主的早期综合治疗，目的是纠正水电解质紊乱，可进行支持治疗，以防止局部及全身并发症。当出现无菌性坏死、高度怀疑感染或者已经证实感染、胆源性胰腺炎时，则考虑手术治疗。

2. 慢性胰腺炎

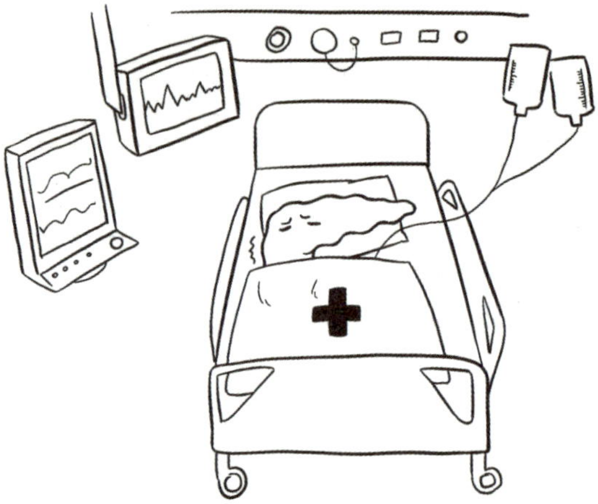

慢性胰腺炎是一种胰腺进行性纤维炎性疾病，可导致胰腺组织和功能不可逆改变，从而引起外分泌和内分泌功能受损。基本病理特征包括胰腺实质慢性炎症损害和间质纤维化、胰腺实质钙化、胰管扩张及胰管结石等。临床主要表现为反复发作的上腹部疼痛和胰腺内、外分泌功能不全。根据其基础形态可将慢性胰腺炎分为伴或不伴钙化的大导管型和小导管型。

慢性胰腺炎的致病因素较多，酗酒是主要因素，其他病因包括胆管疾病、高脂血症、高钙血症、胰腺先天性异常、胰腺外伤或手术、急性胰腺炎导致胰管狭窄、自身免疫性疾病等。

（1）诊断

慢性胰腺炎的诊断主要依据临床表现和影像学检查，胰腺内、外分泌功能检测可以作为诊断的补充。病理学诊断是慢性胰腺炎诊断的确定标准。

临床表现：腹痛是主要临床症状，典型表现为发作性上腹部疼痛，常因高脂饮食或饮酒诱发，随着胰腺外分泌功能不断下降，疼痛程度会减轻，甚至消失。

影像学检查:X线主要针对胰腺区域的钙化灶或结石影。CT是首选检查方法,对中晚期病变诊断准确性较高,对早期病变诊断价值有限,可见胰腺实质增大或萎缩、胰腺钙化、结石形成、主胰管扩张及假性囊肿形成等征象。磁共振胰胆管成像(MRCP)可显示胰管扩张的程度和结石的位置;经内镜逆行性胰胆管造影(ERCP)主要显示胰管形态改变,以往是诊断慢性胰腺炎的重要依据。

诊断标准:典型的临床表现;影像学提示胰腺钙化、胰管结石、胰管狭窄或扩张;病理学特征性改变。

(2)治疗

慢性胰腺炎的治疗原则是去除病因、控制症状、改善胰腺功能、治疗并发症和提高生活质量。一般治疗包括戒烟、戒酒、调整饮食结构、避免高脂饮食、补充脂溶性维生素及微量元素,营养不良可给予肠内或肠外营养支持。

外科治疗的指征:①保守治疗不能缓解的顽固性疼痛;②胰管狭窄、胰管结石伴胰管梗阻;③并发胆管梗阻、十二指肠梗阻、胰源性门静脉高压、胰源性胸腹腔积液及假性囊肿等;④不能排除恶性病变。外科干预主要针对各种外科并发症,选择制定合适的手术方案,手术方式包括神经切断手术、胰管引流手术、胰腺切除术等。

3. 胰腺假性囊肿

胰腺假性囊肿是最常见的胰腺囊性病变,是指因急慢性胰腺炎或胰腺损伤(胰腺外伤或手术创伤),胰管破裂后,胰液在胰腺内聚集,周围被增生的纤维或肉芽组织包裹后形成的囊性病变。急性胰腺炎假性囊肿发病率为6.0%~18.5%,慢性胰腺炎发生假性囊肿更为常见,为20%~40%。酒精性慢性胰腺炎患者最易出现假性囊肿,发病率可高达70%~78%。

Atlanta分类将胰腺假性囊肿分为3类:①急性液体积聚,在急性胰腺炎早期发生,缺乏由纤维或肉芽组织组成的囊壁;②急性假性囊肿,为急性胰腺炎或胰腺外伤引起;③慢性假性囊肿,见于慢性胰腺炎患者，无急性胰腺炎发作史。Nealon 等根据假性囊肿胰管解剖结构的情况及对不同类型假性囊肿的治疗经验将其分为 7 型。Ⅰ型：胰管结构正常，与囊肿无交通。Ⅱ型：胰管结构正常，与囊肿交通。Ⅲ型：胰管狭窄，与囊肿无交通。Ⅳ型：胰管狭窄，与囊肿交通。Ⅴ型：胰管完全阻塞。Ⅵ型：慢性胰腺炎，胰管与囊肿无交通。Ⅶ型：慢性胰腺炎，胰管与囊肿交通。

（1）诊断

临床表现：任何胰腺损伤都可能导致胰腺假性囊肿的形成，其中约 25%的假性囊肿直径 <6cm，不会出现临床症状。较大的假性囊肿可引起腹痛、恶心、呕吐、腹胀和其他非特异性症状。然而，通常在胰腺假性囊肿出现相关并发症后才引起临床医生的警觉，如感染、出血、脾脏坏死、血管栓塞、破裂、门静脉高压、消化道梗阻、胰瘘和胆道相关并发症等。

实验室检查：血清学检查对胰腺假性囊肿的诊断有一定的价值。胰腺假性囊肿患者血清淀粉酶和脂肪酶可能升高；高脂血症性胰腺炎患者三酰甘油可升高；胆源性胰腺炎患者常伴有肝功能异常；CEA 和 CA19-9 明显增高，往往提示胰腺囊性肿瘤的可能性大。

影像学诊断：胰腺假性囊肿的诊断主要依赖于影像学检查，包括超声、CT、ERCP、MRI、MRCP 和超声内镜（EUS）等。通过影像学检查可明确胰腺假性囊肿的特征，如大小、位置、囊壁厚度及分隔等。尽管如此，仍有近 10%的胰腺假性囊肿边界不清，与囊性肿瘤难以鉴别。

（2）治疗

保守治疗：一般认为，胰腺假性囊肿无明显症状、无并发症、无增大趋势者可予以保守治疗，包括观察、营养支持及抗感染等治疗。部分假性囊肿经保守治疗后可自然消退，急性胰腺炎胰腺假性囊肿自然消退率在 50%以上；慢性胰腺炎胰腺假性囊肿患者囊肿壁较厚，常伴有胰管结构的改变（如胰管断裂、狭窄、结石形成等），自然消退率 <10%。

经皮置管引流：经皮置管引流大多在 CT 或超声引导下进行，创伤小、操作简单，可放置 1 根或多根引流管。经皮置管引流无须等待囊壁完全成熟，如发现胰腺假性囊肿引起相关症状、未成熟的假性囊肿逐渐扩大、假性囊肿不能自然消退、出现感染等情况，可立即行穿刺引流。

内镜治疗：内镜治疗的目的在于建立囊肿与消化道之间的通道，以引流囊液。主要方式包括超声内镜直视下穿刺置管内引流、经超声内镜引导下穿刺置管引流及超声内镜下经十二指肠乳头、胰管内置管引流3 种。

手术治疗：手术治疗的目的主要是缓解胰腺假性囊肿引起的临床症状，清除假性囊肿的内容物，确定病变性质和预防严重并发症。外科手术应在胰腺假性囊肿囊壁充分成熟后进行。一般认为，急性胰腺炎及胰腺损伤形成的胰腺假性囊肿 4~8 周后可行手术治疗，慢性胰腺炎胰腺假性囊肿的囊壁本身较厚，无须延迟手术。外科手术治疗较非手术治疗的显著优点是，可获取囊壁组织并行病理学检查以明确诊断。外科手术的方式主要有内引流术、外引流术和切除术。

# 第二章

# 胰腺癌的基本知识

## "癌中之王"的真面目是什么？

胰腺癌是恶性程度最高的肿瘤之一，其死亡和发病的比例为0.99∶1,也就是说胰腺癌患者最终几乎都死于胰腺癌。虽然随着医疗技术的进步,外科手术、放射治疗和化学治疗方面的进展已在一定程度上提高了胰腺癌患者的生存时间和生活质量，但存活超过5年的也只有5%左右,所以称胰腺癌为"癌中之王"并不过分。

胰腺癌这么"恶",主要原因是其发病位置隐匿,早期缺乏症状和体征,又没有行之有效的检查手段,因此早期诊断极为困难。大多数患者在就诊时已是中晚期,绝大多数患者已经失去了手术的机会。而且胰腺癌病程进展快、转移早,对于化学治疗、放射治疗不敏感,治疗效果不佳,因此其中位生存期仅为4~6个月。

胰腺癌这么可怕,难道我们就束手无策了吗？难道就不可防吗？难道面对"癌中之王"只能坐以待毙吗？不,"一切癌症"都是"纸老虎"！

胰腺癌的发生是遗传因素和环境因素共同作用的结果，其中环境因素起着更加重要的作用。研究认为,戒烟可减少27%的胰腺癌发生,而另外30%~50%的胰腺癌可归因于饮食,因此相当一部分胰腺癌是可以预防的。降低烟草的使用,强调合理膳食,提倡多食新鲜的蔬菜、水果,可降低胰腺癌的发病率和死亡率,所以胰腺癌这个"纸老虎"是可以降服的。

有文献报道，早期的胰腺癌手术切除后有71%的患者可以存活5年以上,甚至一部分患者可以长期生存,所以胰腺癌是可以治愈的,治愈的关键是早期发现。要做到早期发现,我们就要对胰腺癌的高危人群进行监测。高危人群主要包括:①40岁以上,不明原因的上腹部隐痛不适伴腰背痛(排除胃及胆道疾病),有短期内不明原因体重减轻者;②长期大量吸烟、饮酒或长期接触有害化学物质者;③慢性胰腺炎反复发作者;④10年以上2型糖尿病患者,或老年患者初发糖尿病,但无糖尿病家族史、无肥胖,却很快产生胰岛素抵抗者;⑤家族中有胰腺癌、遗传性胰腺炎、遗传性非息肉病性结直肠癌、Peutz-Jeghers 综合征、家族性恶性黑色素瘤及其他遗传性肿瘤疾病（如乳腺癌、卵巢癌等）者。

称胰腺癌为“癌中之王”没错，但它也只是“纸老虎”。只要我们养成良好的生活习惯，积极预防，提高警惕，及时检查，是可以打败这个“恶魔”的。

## 胰腺癌的流行病学特点有哪些？

胰腺癌的发病率仅排在各种恶性肿瘤的第 9 位，但每年的死亡病例却排在各种恶性肿瘤的第 4 位。近年来，各种恶性肿瘤的治疗效果均有很大改善，但是胰腺癌的预后仍令人担忧，5 年生存率迄今仍低于 5%。男性的胰腺癌发病率是女性的 2 倍，且 80%的病例集中在 60~80 岁年龄段。

美国癌症协会（American Cancer Society，ACS）的一项调查研究表明，2015 年美国大约有 4.9 万人被诊断为胰腺癌，4.1 万人死于胰腺癌，居恶性肿瘤死亡人数的第 4 位。世界范围内每年有超过 20 万人死于胰腺癌，且总体死亡率呈上升趋势，预计到 2030 年恶性肿瘤中胰腺癌的死亡率将位于第 2 位。中国胰腺癌发病率呈上升趋势，其中农村地区上升明显，城市地区上升速度略缓。

流行病学研究证实，胰腺癌有家族聚集的特点，约有 10%的胰腺癌患者存在遗传易感性，家族成员中有胰腺癌患者，其胰腺癌发生的风险增加约 57 倍。除了家族遗传性，吸烟、饮酒、肥胖、糖尿病、慢性胰腺炎等因素与胰腺癌发病的危险性之间亦存在密切的相关性。

## 哪些危险因素导致了胰腺癌？

1.吸烟

吸烟会增加胰腺癌的患病风险。研究表明，仅由吸烟因素引起的胰腺癌约占全部胰腺癌的 25%。而且胰腺癌患病风险与吸烟量成正比，戒烟之后风险则会大大降低。有研究认为，吸烟者患胰腺癌的相对风险为2.5，但戒烟2年之后，风险降低48%，在戒烟10~15年之后患胰腺癌风险趋于平稳，最终降到不吸烟者的水平。据估计，在美国戒烟可以使胰腺癌患者的死亡率降低25%。

2.酒精（乙醇）和咖啡摄入

酒精摄入对胰腺癌的影响目前存在争议，且容易受到吸烟因素的混杂影响。研究认为，即使酒精摄入对胰腺癌的发生有影响，其影响也相对较小，且主要针对大量饮酒者。咖啡摄入与胰腺癌风险的相关性亦有争议。部分研究表明，咖啡摄入越多，胰腺癌风险越大，而另一部分研究则发现两者无关联。通过综合分析多项相关研究发现，咖啡摄入最高组与摄入最低组的胰腺癌汇总相对危险度为1.13，但在校正了吸烟因素影响的研究时，两组并没有统计学意义。

3. 饮食习惯

通常认为，胰腺癌与饮食结构之间存在一定的关系。大部分研究认为，“西方化”饮食模式（饱和脂肪、肉类摄入过多，特别是烟熏或加工肉类）与胰腺癌的发展有关。另一些研究报告认为，食用新鲜水果和蔬菜具有保护作用。

2005年美国膳食指南建议的健康饮食包括：多摄入水果、蔬菜、全谷类、牛奶、肉类、豆类和油（非氢化植物油，以及来自鱼、坚果和种子的油），少摄入饱和脂肪、钠、固体油脂、酒精和添加糖。美国国立卫生研究院和美国退休人员协会的一项病例对照研究发现，食用“健康饮食”的结果和患胰腺癌的风险呈负相关。

4. 阿司匹林和非甾体抗炎药

实验数据表明，阿司匹林和其他非甾体抗炎药对胰腺癌有抑制作用，但对现有人类流行病学数据是存在争议的。全美护士健康研究的一项对88 378名无癌症女性长达18年的原始随访数据显示，长期规律服用阿司匹林可能增加胰腺癌的发生风险。但是其他大规模队列研究并没有发现服用阿司匹林与胰腺癌发生风险存在相关性。

5. 肥胖和体力活动不足

研究表明，高体重和缺乏体力活动与胰腺癌发生风险相关。体重指数 >30 kg/m$^2$ 的人群胰腺癌患病风险明显高于体重指数 <23 kg/m$^2$ 的人群。超重者比正常体重者罹患胰腺癌的年龄更小，而且一旦胰腺癌被诊断，他们的生存率更低，生存期也会更短。适度的体育锻炼与胰腺癌发生风险成反比，特别是对于体重指数 >25 kg/m$^2$ 的人群。

6. 糖尿病

许多流行病学研究都描述了糖尿病和胰腺癌存在较为密切的联系。与未患糖尿病的患者相比，糖尿病患者的胰腺癌的相对风险为 2.08。但也有一些研究认为，糖尿病可能是胰腺癌的结果，而不是造成胰腺癌的原因。以其中一项研究为例，该研究对比了 512 例新发胰腺癌患者和 933 例对照病例。结果显示，胰腺癌组糖尿病的发病率更高，且大多在近两年诊断。在胰十二指肠切除术后，有 57%的新发糖尿病患者血糖恢复正常，而长期糖尿病患者缓解不明显。

血糖水平升高与胰腺癌风险升高之间的数据关联提示我们，无糖尿病家族史的瘦弱的老年人，如果新出现糖尿病应迅速考虑胰腺癌筛查，以便早期诊断胰腺癌，并进行切除。

7. 胰腺导管内乳头状黏液性肿瘤

胰腺导管内乳头状黏液性肿瘤是最常见的肿瘤性胰腺囊肿，有恶性退化的危险，通常须严密监控。当胰腺导管内乳头状黏液性肿瘤发展成侵袭性恶性肿瘤时，通常被称为胰腺导管内乳头状黏液性肿瘤相关腺癌。然而，这些患者也有可能在远离囊肿的位置发展成传统胰腺癌（胰腺导管腺癌），提示胰腺可能存在缺陷。

8. 非遗传性慢性胰腺炎

胰腺慢性炎症是胰腺癌的一个危险因素。其原因可能是慢性炎症中的细胞因子、氧自由基等所致细胞损伤，以及反复修复、胰腺导管增生和突变等。研究认为，不管是何种类型的胰腺炎，导致胰腺癌的累积风险在 10 年时达到 1.8%，20 年时达到 4%。如果可以预防胰腺炎，就有可能避免一小部分胰腺癌的发生。

9. 心情

胰腺癌患者多伴有抑郁，抑郁症状在胰腺癌患者中十分常见。有研究认为，胰腺癌病例中忧郁、沮丧更多见。提示胰腺癌的发生可能与心情相关。

遗传因素也是胰腺癌发生的重要影响因素，此内容将在“胰腺癌是否遗传？”部分中进行叙述。

综上所述，胰腺癌的主要危险因素包括吸烟、肥胖、缺乏体力活动、非遗传性慢性胰腺炎、遗传因素（包括遗传性胰腺炎、家族性胰腺癌）及胰腺囊肿。对于社区人群积极宣教戒烟、控制糖尿病等，在减低或杜绝胰腺癌的高危因素方面，具有十分重要的意义。

## 日常生活中如何预防胰腺癌？

难道我们真的对“癌中之王”束手无策了吗？

虽然胰腺癌发病的确切病因还不清楚，但可以肯定的是，其发病与生活方式密切相关，是一种“生活方式癌”。对付“癌中之王”最好的办法是预防。预防就是防患于未然，去除一切与胰腺癌发生相关的自身和环境因素，是预防疾病的发生和消灭疾病的根本措施。那么，如何在日常生活中预防胰腺癌的发生呢？

我们应做到以下五点。第一，不吸烟。在与胰腺癌有关的环境危险因素中，吸烟是唯一没有争议的病因。烟草中含多种致癌物质，会明显增加患胰腺癌的风险，并且吸得越多患病的概率越高。第二，要避免过多摄入高动物蛋白、高脂肪食物。研究显示，这类食物摄入过多，会使患胰腺癌的概率明显升高。欧美等发达国家居民胰腺癌发病率相对较高，多与此有关。人们应保证饮食中肉、蛋、蔬菜、水果、粮食的合理搭配，不偏食、挑食，少吃煎、炸、烤制食品，适当增加粗粮、蔬菜和水果的摄入。第三，坚持锻炼身体，保持良好情绪，这是预防的核心。它的作用是多重的，因为它在预防胰腺癌的同时也有助于预防几乎所有肿瘤的发生。第四，忌暴饮暴食和酗酒。暴饮暴食和酗酒是导致慢性胰腺炎的主要原因，而胰腺在慢性炎症的长期刺激下，也会增加致癌危险。第五，少接触萘胺和苯胺等有害化学物质。研究显示，长期接触这些化学物质者，患胰腺癌的风险较常人高约5倍。因工作需要长期接触这些化学物质者，应做好防护。

胰腺癌是"生活方式癌"。生活方式和不健康行为的改变可能是降低胰腺癌发病的最有效措施。

## 胰腺癌患者会出现哪些临床表现？

胰腺癌的临床症状与病灶所在位置、肿瘤进展程度、是否发生转移和邻近器官受累情况有关。由于胰腺的解剖结构和位置特殊，胰腺癌起病隐匿，早期没有特异性的症状。国内曾有学者总结了2340例胰腺癌患者的资料，最常见的首发症状是黄疸和腹痛。一项来自上海的纳入484例胰腺癌患者的研究显示，首发症状前3位的是上腹部疼痛、黄疸和上腹部饱胀不适。其他常见的症状和体征包括消瘦、食欲缺乏、腹部包块、乏力、恶心、呕吐、发热、消化道出血、腹泻等。随着病情发展，可以出现肿瘤恶病质和远处转移受累器官相关症状。

上腹部疼痛往往是首发症状，以上腹部钝痛最多见，约占70%。因病变位置不一致，疼痛表现也多种多样。肿瘤对胰腺内血管、神经和被膜等的浸润、侵犯和疼痛症状有明显联系。晚期患者因肿瘤侵犯腹腔神经丛，可出现持续性上腹部疼痛并放射至腰背部。

胰头癌的主要临床表现通常是黄疸，据统计，62%～90%的胰头癌患者出现黄疸，是由于癌肿侵犯、压迫胆总管引起的。黄疸的表现常呈进行性加重，这是因为肿瘤不断生长，胆道梗阻不断加重甚至完全梗阻所致，同时患者会出现皮肤瘙痒的症状。伴随着黄疸，约一半的患者会出现胆囊肿大和Courvoisier征，即无痛性的梗阻性黄疸加胆囊肿大。

大多数患者会出现体重下降。有数据表明，80%～90%的患者在早期便开始消瘦，而且随着病程发展消瘦逐渐明显，体重降低可达10～20kg。

主要原因包括肿瘤对机体的消耗及消化液排出障碍而致消化不良等。

消化不良、食欲缺乏等症状在胰腺癌患者中也比较常见，多是因为胆总管、胰管的阻塞，胆汁、胰液不能正常进入十二指肠所导致。此时患者常表现为排空障碍，消化系统症状加重。消化液的不足还会导致腹泻。晚期患者由于胆总管、胰管严重梗阻，出现“脂肪泻”。患者还可能出现上消化道出血、发热、肝大等临床表现，晚期患者可有腹腔积液。

## 为什么有的胰腺癌出现黄疸，有的却没有？

一般胰腺癌早期因病灶较小且局限于胰腺内，可无任何症状。随着病情的进展，肿瘤逐渐增大，累及胆囊、胰管及胰周组织时，会出现以下一系列症状：①上腹部、脐周或右上腹疼痛，大多伴后腰背部放射痛；②体重减轻；③乏力与食欲缺乏，可伴有腹泻、便秘、腹胀、恶心等胃肠道症状；④发热；⑤部分胰体、胰尾部癌可见肢体静脉的血栓性静脉炎，造成局部肢体水肿；⑥还有一部分胰腺癌患者会出现“黄疸”的表现，即表现为皮肤发黄、巩膜黄染、皮肤瘙痒、小便深黄及陶土样大便。黄疸往往被认为是胰腺癌患者的一个重要的前期预兆，但并不是所有胰腺癌患者都会出现黄疸，也不是说有了黄疸表现就一定是患上了胰腺癌。那么，胰腺癌到底与黄疸有什么关系呢？

胰腺癌本身不会导致黄疸，黄疸一般都是由胰腺疾病进展导致胆总管堵塞所致(图 2-1)。因此，胰腺癌出现黄疸属于梗阻性疾病，是由于胆总管下端受侵犯或被压所致，尤其是发生在胰头部位的胰腺癌易导致胆总管下段受阻。胰腺癌所致的黄疸，除了有上述皮肤发黄、皮肤瘙痒、小便深黄及陶土样大便等表现外，还可以表现为黄疸进行性发生变化，即可以有轻微波动，一般不可能完全消退。黄疸症状暂时减轻，可能与胰腺癌早期及壶腹周围的炎症消退有关，晚期则与侵入胆总管下段的肿瘤溃烂脱落等变化有关。另外，胰体、胰尾癌在波及胰头时会出现黄疸，或者淋巴结转移压迫肝外胆管或因胆管附近的粘连、屈曲也可造成黄疸。有些胰腺癌患者出现黄疸可能是由于胰腺癌肝转移致肝功能

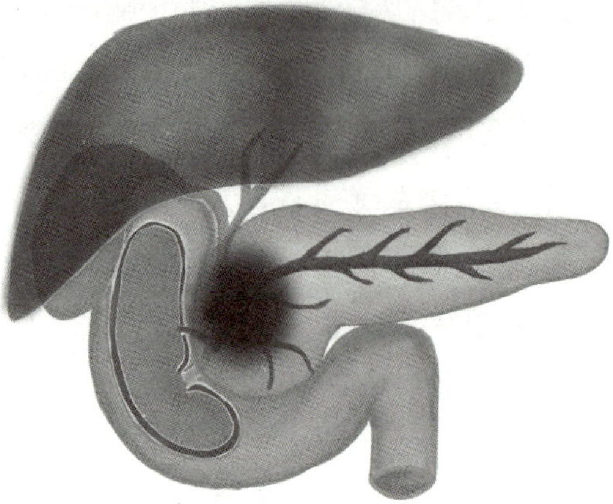

图 2-1　肿瘤压迫胆管，引起黄疸

障碍或肝内外胆管受阻所致。

综上可知，胰腺癌患者出现黄疸的表现可能与下列因素有关：①与胰腺癌发生的位置有关，如胰头部位的胰腺癌常常出现黄疸；②与胰腺癌分期早晚有关，如胰体部位胰腺癌进展到胰头所致；③与胰腺癌的转移有关，如胰腺癌发生周围淋巴结转移压迫胆管或胆管屈曲所致；④与胰腺癌导致肿瘤相关性炎症有关，如肿瘤炎症所致胆管周围粘连、屈曲等；⑤晚期胰腺癌肝转移致肝功能异常或肝内外胆管受阻。当然，并不是所有黄疸都是胰腺癌所致，如胆囊结石脱落至胆总管，其他疾病也可侵犯胆总管或肝内外胆管。因此，当我们发现有黄疸相关表现时，我们应该到医院仔细查明原因，不能简单地认为是得了胰腺癌。

## 胰腺癌的转移方式有哪些？

第一章我们介绍了胰腺的解剖和生理，了解到胰腺位于我们腹腔的中心位置，也是我们整个消化系统的中枢。胰腺血液供应丰富，与周围器官之间形成了错综复杂的动脉和静脉网，静脉血流主要经门静脉进入肝脏；同时淋巴管道也伴随着血管分布，引流至胰腺周围淋巴的众多淋巴结；胰腺本身的包膜又不完整。以上种种原因，均造成了胰腺癌容易出现不同类型的转移。

1. 淋巴结转移

淋巴结转移是胰腺癌早期最主要的转移途径。胰头癌的淋巴结转移通常发生在胰头周围、幽门下、肝门部、肠系膜血管周围等。胰体尾癌的淋巴结转移则主要发生在胰尾周围、脾门部、胃大弯侧、肠系膜血管周围及腹主动脉旁，甚至可转移到纵隔及支气管旁淋巴结。术前检查及术后复查时，增强 CT 或 MRI 比超声更容易发现并诊断这些淋巴结。

研究显示，根治术后淋巴结转移是胰腺癌复发与转移的重要因素。胰腺癌具有很高的淋巴结转移率。Schwarz 等回顾性分析了 2787 例美国监测、流行病学和最终结果数据库（SEER）中胰腺癌根治性手术患者淋巴结转移情况，发现 54%的胰腺癌患者存在淋巴结转移。复旦大学胰腺肿瘤研究所发现，可切除胰头癌的淋巴结转移率高达 70.8%。

近年来研究者提出了关于胰腺癌淋巴结微转移的概念。目前多数文献将微转移定义为：非血液系统恶性肿瘤经过 HE 染色难以发现，而通过免疫组织化学染色或分子生物学技术检测发现的直径 <2mm 的微小转移灶，既可以是单个肿瘤细胞，也可以是肿瘤细胞团。微转移可以存在于淋巴系统、血液、骨髓、肺、肝等组织器官中，例如胰腺癌患者可以出现肝脏微转移、淋巴结微转移。胰腺癌淋巴结微转移和转移之间存在一定的联系。有学者研究发现，胰腺癌患者中，微转移阳性检出率较高的淋巴结组与常规病理检查阳性的淋巴结组非常接近，提示胰腺癌淋巴结微转移的发生途径及特点可能同淋巴结转移一致。

2. 血运转移和种植转移

血运转移是大多数晚期胰腺癌的转移方式，而胰体尾癌因为较早会出现脾血管侵犯，更容易出现癌细胞通过门静脉转移到肝脏，进而转移到肺、肾上腺、肾脏、脾及骨髓等组织。晚期胰腺癌也常突破胰腺包膜，直接种植转移到腹腔大、小网膜及盆腔等部位。

3. 神经转移

进展期或晚期胰腺癌常伴有胰腺后方神经丛的浸润，而沿神经丛扩散也是胰腺癌特有的转移方式，也是晚期胰腺癌患者常伴有腰背部顽固性疼痛的原因。癌细胞可以直接破坏神经束膜,或者侵入神经束膜间隙,向薄弱处扩散,形成新的病灶。神经转移的概率与肿瘤的大小密切相关。据统计,T1 肿瘤几乎没有胰腺癌神经丛浸润,而 T3 肿瘤胰腺癌神经丛浸润率高达 70%。

综上,胰腺解剖生理和胰腺癌细胞生物学行为决定了胰腺癌非常容易出现转移的特性,因此在术前诊断分期及术后复查监测时,须格外重视胰腺周围及全身转移情况的评估,防止出现遗漏和误诊。

## 胰腺癌如何发生转移?

1.血管生成

新生血管形成是肿瘤发展和转移的关键步骤。血管生成过程中内皮细胞聚集,血管形成的主要步骤是血管内皮基底膜破坏。肿瘤的生长在很大程度上依赖周围组织的血管供应,以便增生和转移。

肿瘤细胞和宿主细胞分泌的促进以及抑制血管生成的因子,如血管内皮生长因子、碱性成纤维细胞生长因子和白细胞介素,在胰腺癌中均有表达,通过促进和抑制血管生成的 4 种调节因素之间的平衡而诱导血管生成。

2.侵袭和细胞黏附

肿瘤侵袭是转移过程的关键。最初事件是细胞间和细胞 – 细胞外基质金属蛋白酶关系的破坏。肿瘤细胞表面分子形式发生改变,从而侵袭正常组织,最终在远处器官形成转移。因此细胞表面的黏附分子在肿瘤转移过程中起重要作用。胰腺癌中许多重要的酪氨酸生长因子受体和它们的配体过度表达,包括表皮生长因子(EGF)及相关的受体。

## 胰腺癌的病理特点有哪些?

胰腺肿瘤包括胰腺导管腺癌、胰腺神经内分泌肿瘤、胰腺腺泡细胞癌、胰腺实性假乳头状瘤、胰母细胞瘤等。其中最常见的是胰腺导管腺癌,占 80%以上。胰腺导管腺癌大多数发生在胰头(70%),也可以发生在胰体(20%)和胰尾(10%),很少累及全胰。

胰腺癌的癌前病变进展模式类似于结直肠癌。胰腺导管上皮内肿瘤(PanIN)分为3级,细胞异型性逐渐增加,逐渐由扁平结构变为乳头样、腺管样结构。在这个过程中,先后发生K-ras突变、p53突变和BR-CA2失活,最终进展为胰腺导管腺癌。

胰腺导管腺癌镜下最大的特点就是早期浸润。主要表现在3个方面。第一,神经侵犯。胰腺导管腺癌极易侵犯神经,约90%的胰腺导管腺癌可见神经侵犯。第二,脉管侵犯。约50%的胰腺导管腺癌可见脉管瘤栓,尤其是静脉和淋巴管。神经侵犯和血管侵犯是肿瘤浸润、转移的重要途径。第三,周围组织侵犯。胰头癌早期常浸润胆总管及胰管,胰体尾癌常累及门静脉、肠系膜血管、腹腔神经丛等。另外,肿瘤迅速增长突破被膜,可以侵犯周围邻近器官,如胃、脾等。这种早期浸润的特征使肿瘤常形成广泛的粘连,很难完整切除肿瘤。另外,胰腺导管腺癌的另一个镜下特点就是常伴有丰富的纤维间质。这在大体上表现为肿物切面灰黄、质地硬韧,很难剥离,进一步增大了手术的难度。

胰腺导管腺癌的典型形态可见分化较好的腺体伴有大量纤维间质。腺体嗜酸,异型性明显,极性消失,可见较多病理性核分裂象。纤维间质往往围绕腺体,甚至呈同心圆样排列。其他少见的形态有未分化型(预后较差)、黏液性非囊性型(预后较好)等。

## 什么是胰腺癌的TNM分期?

很多肿瘤的疾病过程都比较复杂。同样是胰腺癌,有些患者肿瘤很小、很局限,治疗效果很好;有些患者肿瘤很大,转移到了淋巴结,甚至扩展到肝脏,治疗效果不好。如果将这些患者的疾病统称为胰腺癌,显然不合理,因为这样不能反映疾病的状态,医生之间也没办法对患者的病情进行有效的交流和沟通,因此制定了统一的分类方法。目前采用最为广泛的是美国癌症联合会(AJCC)的TNM分期系统。该分期系统根据最新的研究成果每6~8年进行一次修订,现在采用的是2017年的第8版。

T 是指原发肿瘤(tumor),N 是指是否伴有区域淋巴结转移(regional lymph node),M 是指是否有远处转移(metastasis)。这个分期系统包括影像学检查评估判定的临床分期和依据手术后病理结果评定的病理分期。临床分期对选择治疗方案很重要,例如临床分期为 M1,即远处转移的患者,应选择化学治疗等姑息性治疗,没有根治手术的指征了。病理分期是金标准,如果临床分期和病理分期不符合,以病理分期为主,术后治疗方案需要根据病理分期选择,如术后病理发现淋巴结转移,可能需要化学治疗及放射治疗。

## 如何读懂病理报告?

胰十二指肠切除标本

胰腺中分化,导管腺癌,可见神经侵犯,未见明确脉管瘤栓。肿瘤最大径 1.5cm,累及胆总管外壁及胰腺周围纤维结缔组织,未累及十二指肠乳头及壶腹部,未累及十二指肠及胃。肿瘤周围胰腺呈慢性萎缩性胰腺炎改变。胃上切缘、小肠下切缘、胆总管切缘及胰腺切缘均未见癌。

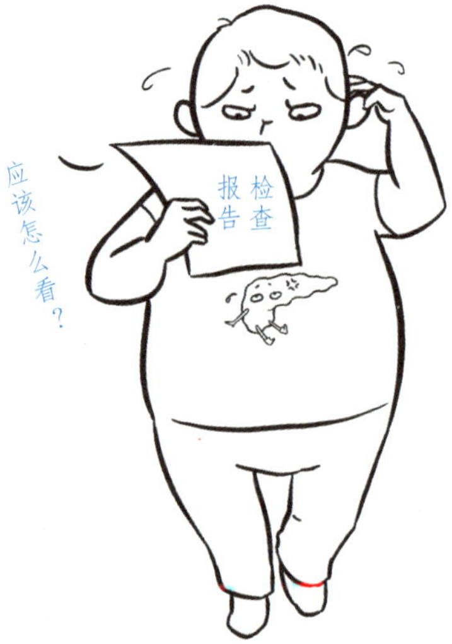


淋巴结未见转移癌(0/16)。

肝门区淋巴结 0/2。

第 8 组淋巴结 0/2。

胰周淋巴结 0/3。

周围淋巴结 0/9。

pTNM 分期:PT1N0。

免疫组化结果:CK7(3+),CEA(1+),CK20(−),CDX2(−),P40(−),Syn(−),CgA(−),CD56(−),MLH1(+),MSH2(+),MSH6(+),PMS2(+)。

胰十二指肠切除标本:为标本名称,根据肿瘤的具体位置及不同的术式切除范围不尽一致，具体情况详见病理报告的大体所见（取材记录部分）。

胰腺中分化：为分化程度，即镜下肿瘤组织形态与正常组织形态的相似性，分化越低，肿瘤的异型性越大，恶性程度越高。

导管腺癌：为病理类型，导管腺癌是最常见的胰腺肿瘤（占80%以上）。除此之外，较为常见的还有胰腺神经内分泌肿瘤、胰腺腺泡细胞癌、胰腺实性假乳头状瘤等。

可见神经侵犯，未见明确脉管瘤栓：为神经侵犯和脉管瘤栓，两者是肿瘤浸润、转移的重要途径，提示预后较差。

肿瘤最大径：为肿瘤大小，肿瘤的大小与T分期有关。

累及胆总管外壁及胰腺周围纤维结缔组织，未累及十二指肠乳头及壶腹部，未累及十二指肠及胃：为与周围组织关系，由于胰腺肿瘤解剖位置较复杂，充分取材并汇报有没有累及邻近器官是非常有必要的，与肿瘤的T分期有关。

肿瘤周围胰腺呈慢性萎缩性胰腺炎改变：为周围正常组织，周围胰腺有没有多发肿瘤或者肿瘤的前期病变，以及其他良性病变。由于胰腺肿瘤堵塞胰管，周围胰腺组织往往伴有萎缩性改变。

胃上切缘、小肠下切缘、胆总管切缘及胰腺切缘均未见癌：为切缘，不同的术式切缘不同，如果为胰体尾+脾切除标本，通常只有胰腺切缘；如果为胰十二指肠切除标本，则包括胃切缘、肠切缘等多个切缘。切缘是否阳性对术后的补充治疗有重要意义。

淋巴结未见转移癌（0/16）：为淋巴结，根据术式清扫不同区域淋巴结，有无淋巴结转移决定着肿瘤的N分期。

pTNM分期：p指的是病理（pathology），即病理意义上的肿瘤分期，临床分期还需要结合其他临床资料。

免疫组化结果：免疫组织化学是重要的辅助检测手段，通过抗原–抗体反应原理对肿瘤组织显色，用来协助诊断与鉴别诊断，并辅助临床治疗。本例的 Syn、CgA、CD56 3 个抗体均为阴性，排除了神经内分泌肿瘤的诊断；而 MLH1、MSH2、MSH6、PMS2 均为阳性，未提示 Lynch 综合征。

## 胰腺癌患者能活多久？

胰腺癌是一种恶性程度很高的消化系统肿瘤。已明确的与胰腺癌预后相关的因素有：胰腺癌是否侵犯胰腺被膜，淋巴结是否转移，肿瘤的大小、位置、TNM 分期、CA19-9、糖尿病、肥胖等。

胰腺癌起病隐匿，早诊率低，恶性程度高，手术切除率低（仅有 15%~20%的患者有机会进行手术治疗），对放射治疗、化学治疗不敏感，临床预后极差，5 年生存率低于 5%。但是对于早期明确诊断的胰腺癌患者，肿瘤直径 <2cm 且未侵犯胰周（包括淋巴结和大血管），行根治手术后 5 年生存率可达 30%左右。胰腺癌患者术后易复发，约 60%的患者术后 1 年内复发，66%~92%的患者术后 2 年内复发。因此，胰腺癌患者术后应密切观察、定期复查，及时发现可能的复发或转移。

## 胰腺癌是否遗传？

10%~15%的胰腺癌与遗传因素有关，而 5%~10%的胰腺癌患者至少有 1 个一级亲属也患有胰腺癌，这说明胰腺癌有家族聚集倾向或遗传易感性。胰腺癌的遗传风险大致分为两类：家族性胰腺癌和胰腺癌相关的遗传易感性综合征。

1.家族性胰腺癌

家族性胰腺癌约占全部胰腺癌的 3%。其诊断标准存在争议，目前多认为是一个家族出现 2 个或 2 个以上一级亲属罹患胰腺癌，但无胰腺癌相关的遗传易感性综合征。有研究认为，家族性胰腺癌家族成员的胰腺癌患病风险是散发胰腺癌家族成员的 9 倍，而一级亲属的风险为普通人群的 18 倍。一般认为家族性胰腺癌是常染色显性遗传，但具体基因缺陷目前还不清楚。在家族性胰腺癌家系中，胰腺癌患病风险为

1.5%~13%不等，这取决于患病亲属的数量。吸烟会增加遗传性胰腺炎和家族性胰腺癌患者的患病风险，而且会使胰腺癌的发病时间提前约20年。目前研究认为，家族性胰腺癌的中位年龄与散发胰腺癌无明显差异（约为65岁），且大部分新发家族性胰腺癌患者的发病年龄在60岁或以上。

2.遗传易感性综合征

遗传易感性综合征包括遗传性胰腺炎、遗传性乳腺癌、Peutz-Jeghers综合征（PJS）、家族性非典型性多发痣及黑色素瘤综合征、Lynch综合征、共济失调性毛细血管扩张。

遗传性胰腺炎：遗传性胰腺炎是一种常染色体显性疾病，占慢性胰腺炎的一小部分。多数受累患者在20岁之前发生慢性胰腺炎，常在5岁前发病。遗传性胰腺炎的慢性炎症反应会加快突变积累和克隆扩增，从而导致胰腺癌发生。

遗传性乳腺癌：遗传性乳腺癌和卵巢癌的特点是两种癌症易感基因（BRCA1和BRCA2）之一存在种系突变。BRCA1基因突变携带者罹患胰腺癌的风险可能是一般人群的3倍，而BRCA2基因突变携带者的风险尚不明确。

Peutz-Jeghers综合征：Peutz-Jeghers综合征与STK11基因种系突变有关，这是一种常染色体显性遗传病。患者会出现胃肠道错构瘤性息肉、唇及颊黏膜色素斑和各种胃肠道恶性肿瘤。Peutz-Jeghers综合征患者罹患胰腺癌的风险显著增高，70岁时的终身风险为11%~36%。

家族性非典型性多发痣及黑色素瘤综合征：家族性非典型性多发痣及黑色素瘤综合征以CDKN2A基因突变为特点，临床表现为多发痣、皮肤和眼部恶性黑色素瘤及胰腺癌。

Lynch综合征：错配修复基因遗传性种系突变（尤其是MLH1、MSH2和MSH6）携带者患有Lynch综合征，发生胰腺癌的风险增加。

共济失调性毛细血管扩张：共济失调性毛细血管扩张由ATM基因突变导致，患者发生胰腺癌的风险增加，但终身发病风险尚不确定。

结合既往研究，对存在下列任一情况者，应考虑为遗传性胰腺癌高风险个体：①患有已知的胰腺癌相关遗传综合征，包括遗传性乳腺癌和卵巢癌综合征、家族性非典型性多发痣及黑色素瘤综合征、PJS、Lynch综合征或其他与胰腺癌风险增加相关的基因突变；②有2名亲属患有胰腺癌，其中1名为一级亲属；③有至少3名亲属患有胰腺癌；④遗传性胰腺炎。

但仅一部分高风险个体适合接受筛查。宜接受筛查者包括：①家族性胰腺癌家系中胰腺癌患者的一级亲属，且该家系中存在至少2名患病一级亲属；②Peutz-Jeghers综合征患者；③有至少1名一级亲属患病的CDKN2A(p16)、BRCA1、BRCA2、PALB2和Lynch综合征基因突变携带者；④遗传性胰腺炎患者。

因此，对于直系亲属中有胰腺癌患者的高危家属来说，应更多地关注自身健康，定期体检，早期筛查，争取做到早诊断、早治疗。

## 胰头癌与壶腹周围癌的区别是什么？

胰头癌和壶腹周围癌是两组症状、治疗方式极为相近的恶性肿瘤，可以说是一对“双胞胎兄弟”，分不清楚。实际上两者还是有很多区别的。

首先，它们起源不同。要想搞清两者的区别还要从它们的“出身”讲起。胰头癌发生于胰腺的头部，主要来源于腺管上皮，胰头毗邻十二指肠降部，主胰管和胆总管下段汇聚在胰头，形成一个膨大部分称为Vater壶腹，开口于十二指肠大乳头。因此，壶腹周围癌就是指发生于Vater壶腹周围的一系列恶性肿瘤，包括十二指肠腺癌、壶腹癌、胆总管下段癌。壶腹周围癌多起源于壶腹本身，其次为乳头周围的十二指肠黏膜和胆总管末端。

其次，两者症状也不一样。胰头癌患者有食欲缺乏、体重下降等明显的症状；而壶腹周围癌患者的食欲缺乏、体重下降的症状相对较轻。由于胰腺癌长到很大时才会压迫胆管，因此，胰头癌梗阻性黄疸出现得晚，但呈进行性加重，不会时好时坏。而壶腹周围癌的黄疸恰恰相反，因为壶腹的空间狭小,肿瘤没有生长到很大时就会堵塞胆总管出现黄疸,这种黄疸可有波动性,时好时坏,伴有大便潜血阳性。

再次,两者辅助检查的结果也不尽相同。比如,在做超声检查时,胰头癌显示胰头双侧变形、增大不规则、胰管及胆总管扩张;而壶腹周围癌显示胰腺无异常,可见肝内外胆管扩张。在做 ERCP 时,胰头癌的 ERCP 常显示胰管狭窄或中断,或呈双管征;而壶腹周围癌的 ERCP 常见壶腹部隆起或有菜花样肿物,插管难以成功。

最后,两者预后差异很大。胰头癌被称为“癌中之王”“21 世纪的顽固堡垒”,预后很差,其 5 年生存率仅为 5%左右。而壶腹周围癌的预后则好得多,其 5 年生存率为 40%以上。

## 2 型糖尿病与胰腺癌有什么关系?

胰腺癌是继肺癌、胃癌、结直肠癌和乳腺癌之后的第五大恶性肿瘤死亡原因,5 年生存率为 5%左右,主要是由于诊断时已为晚期。近年来许多流行病学研究发现,糖尿病与胰腺癌相关,但 2 型糖尿病与胰腺癌之间的具体关系,目前学术界尚未达成共识。

有学者提出,2 型糖尿病可能是胰腺癌的一个危险因素。许多队列研究和病例对照研究显示,糖尿病和胰腺恶性肿瘤发生率之间呈正相关。例如,有学者对 1966—2005 年间的 17 项病例对照研究和 19 项队列研究进行分析统计发现,近期(4 年内)被诊断为糖尿病的患者发生恶性肿瘤的风险比既往(超过 4 年)被诊断为糖尿病的患者高 50%。高达 80%的胰腺癌患者在诊断时出现新发 2 型糖尿病或糖耐量减低。有研究表明,超过 10 年或小于 1 年的 2 型糖尿病病史是胰腺癌的高危因素之一。也有研究表明,胰腺癌的相对风险与糖尿病持续时间呈负相关,在患糖尿病小于 1 年的患者中,胰腺癌的发生风险最高。韩国的一项关于血清空腹血糖与恶性肿瘤关联的前瞻性研究发现,空腹血糖大于140mg/dL 的患者,发生恶性肿瘤的风险高于空腹血糖低于 90mg/dL 的人群,其与胰腺癌的关联最大。他们还调查了糖尿病病程和胰腺癌发生风险，发现只有男性存在一致的相关性，即男性患胰腺癌的风险随着糖尿病病程的延长而增加。2011 年美国临床肿瘤学会（ASCO）年会也进一步证实了与非糖尿病患者相比，2 型糖尿病患者发生胰腺癌的风险增加了2 倍左右。因此，长期糖尿病可能是患胰腺癌的高危因素之一。

此相关性的机制目前尚未明确。但至少部分数据表明，代谢性疾病（如糖尿病、其他病因引起的胰岛素抵抗状态及肥胖）患者患胰腺癌风险增加可能是通过血浆脂联素水平降低介导。脂联素是一种脂源性激素，具有胰岛素增敏性和抗感染性。

也有学者认为，胰腺癌可以引起 2 型糖尿病，2 型糖尿病可能是胰腺癌的一个临床表现。越来越多的证据表明，胰腺癌可以明显导致糖尿病状态。无症状胰腺癌即使在早期阶段也普遍存在糖尿病状态。一项研究发现，41 例合并 2 型糖尿病的胰腺癌患者在行胰十二指肠切除术后，57%的新发糖尿病患者术后糖尿病症状得以消退，而长期糖尿病患者无一例发生血糖状态的改善。这些研究进一步表明，胰腺癌可能导致新发糖尿病或糖耐量受损。

胰腺癌相关糖尿病及其生化介质的发病机制尚不清楚，有学者认为，可能与 β 细胞破坏无明显关系，而与外周胰岛素抵抗有关。在体外实验中，胰岛素通过结合和激活 IGF-1 受体，具有直接促进胰腺癌细胞生长的作用，并且在自分泌中刺激胰腺癌细胞生长。胰腺癌细胞系中，IGF-1 和 IGF-1 受体呈高表达，减少了细胞凋亡并增加了肿瘤细胞的增殖、侵袭，促进了血管生成。

长期 2 型糖尿病可能是胰腺癌的高危因素之一，同时胰腺癌可能引起新发糖尿病，但具体发病机制还需进一步研究。

# 第三章

# 如何诊断胰腺癌

## 超声检查如何发现胰腺癌？

超声检查简单易行、经济无创，常作为体检及疾病筛查的首选。患者由于上腹部不适、黄疸、消瘦、乏力等症状到医院就诊，首先会进行腹部超声检查。腹部超声检查需要空腹8小时以上，最好于前一日晚餐后禁食，并于次日上午进行检查，以减少肠气的干扰。特别是对于胰腺这种腹膜后、位置较深的脏器，肠气的影响会更不利于对病灶的观察。检查时可饮水，将胃充盈，形成声窗，以便观察胰腺形态。

胰腺内的低回声肿物是胰腺癌的直接征象。<2cm的肿瘤多为均匀低回声，无包膜，与周围组织无明显的边界，后方回声衰减不明显。肿瘤增大后形态不规则，内部回声不均或呈高回声，部分可有钙化、液化、浸润状生长边界不清，后方回声衰减。胰腺癌血供较少，且血管管径细、流速慢，故彩色多普勒(CDFI)常探不到内部血流。

肿瘤位于胰头及胰腺钩突时容易引起胰管和胆管的扩张，超声检查可沿着扩张的胰管和胆管寻找病灶，可以发现胰管或胆管于病灶处截断。位于胰体的肿瘤最容易被超声检查发现，可以发现小至1cm左右的病灶。而位于胰尾的肿瘤由于位置深、受胃肠气影响明显，常常长到比较大时才被超声检查发现。

超声造影是目前超声医学研究的重点和前沿领域，被誉为超声医学史上的第三次革命。超声造影作为一项新型无创的重要影像学检查技术，可以实时动态地观察组织的微血管灌注信息，提高病变的检出率，并对病变的良恶性进行鉴别，为临床提供更丰富、更明确的诊断信息，已经成为临床不可缺少的重要的影像学检查手段。超声造影可以更好地显示胰腺病灶大小、边界及与胰周血管关系，明显提高了对胰腺癌诊断的准确性，而且与增强CT在敏感性、特异性和准确性上均无明显统计学差异。超声造影判断胰腺癌的标准是，静脉注入对比剂后病灶增强程度低于周围正常组织，增强时间晚于正常组织，对比剂消退时间早于正常组织及周边强化。

超声弹性成像是通过获取组织的弹性信息进行成像，根据组织硬度来判别病变类型。胰腺癌病灶硬度大，本身具备弹性特点。但由于胰腺位于腹膜后，位置较深，周围结构复杂，弹性成像所受影响较多，经腹超声弹性成像特异性不高，应用较少。超声内镜弹性成像技术应用较多。

## 做了腹部超声，为什么还要做超声内镜？

虽然腹部超声检查的医生为了更早、更准确地发现、诊断胰腺癌使用了各种新技术，但由于胰腺位于腹膜后，位置较深，并且邻近胃肠道，受肠气影响明显，腹部超声检查很难发现及诊断胰腺较小的病变。胰腺癌恶性程度高，有效的治疗措施并不多。早发现、早诊断并进行手术切除对提高患者的生存率、延长生存期极为重要。

随着超声内镜技术的发展，超声内镜检查已经成为诊断胰腺疾病，特别是 2cm 以内的“小胰腺癌”的首选方法。超声内镜对胰腺的观察是经内镜（胃镜）导入超声探头，在胃或十二指肠内以最近的距离对胰腺进行探查。避免了胃肠道内的气体对超声探查的干扰，可提供胰腺实质的高分辨率超声影像。

超声内镜能清楚显示整个胰腺、胰腺被膜、胰管壁，并能敏锐地发现胰腺内的占位性病变。有文献报道，超声内镜可以清晰显示 5mm 以上的肿瘤，2cm 以内的小胰腺癌的检出率高达 90%，而腹部超声检查的检出率仅为 60%。小胰腺癌的超声内镜声像图表现为类圆形、边界清楚、边缘不规则的低回声肿块，内部回声多均匀。

肿瘤较大时其超声表现与腹部超声检查相同，为边界毛糙的肿块，内部回声不均匀，可出现钙化或液化区；其他的间接征象可表现为胰管受压或管壁回声中断，或肿瘤远端的胰管扩张。当肿瘤突破胰腺生长时，胰腺外膜模糊，回声减低；浸润邻近器官时，相邻器官浆膜层断裂。超声内镜对周围组织及血管侵犯程度的观察可以更准确、更细致，并可以观察到胰腺周围淋巴结转移情况，提高肿瘤 TNM 分期的诊断准确性。

近年来，临床上开发了一系列新技术以提高超声内镜的影像诊断准确性，包括造影增强超声内镜检查术及超声内镜弹性成像技术等。

造影增强超声内镜检查术是近年发展起来的新技术。它可以通过清晰显示病灶内低速血流的细小血管来鉴别不同的胰腺疾病。胰腺癌与正常组织相比，增强时相表现为“慢进快退，达峰不显著，内部呈不均匀低增强”的特点。

超声内镜弹性成像技术是将超声弹性成像和超声内镜相融合的最新超声内镜诊断技术。通过超声内镜对胰腺病变进行弹性成像，可以避免周围脏器、血管及肠气对检查的干扰，准确地观察和计算胰腺肿物的彩色图像和弹性系数，提高诊断准确性。正常胰腺及良性病变质地柔软、顺应性好，弹性成像评分多为 1~2 分；反之，恶性病变质地较为僵硬，评分多为 3~5 分。

超声内镜联合超声造影与弹性成像进行诊断，可以明显地提高准确性，减少漏诊和误诊。

## 超声引导下的胰腺肿物针吸细胞学检查有什么作用？

常规影像检查如超声、CT、MRI 及超声内镜可以很好地显示胰腺的病变。但在某些情况下，胰腺肿物不一定是胰腺癌，还可能为慢性胰腺炎、胰腺神经内分泌肿瘤等，其治疗与胰腺癌完全不同。这就需要对胰腺肿物进行穿刺活检，行细胞和(或)组织学检测。对于一些晚期患者，发病时已有远处转移或属局部晚期，无法手术切除，需要行化学治疗或放射治疗，治疗前须有病理证实。对于怀疑为有转移灶的晚期胰腺癌患者优先考虑获得转移灶病理证实，而有些尚无转移灶或转移灶无法活检，亦须对胰腺肿物进行穿刺活检术以明确病理。

超声检查可以实时动态显示病灶、针尖及针道，安全避开周围重要脏器及血管，保证穿刺针进入靶向病灶，所以对胰腺肿物的穿刺活检多选择超声引导。

胰腺肿物的超声引导下穿刺可以通过两种方式完成：腹部超声经皮穿刺、超声内镜引导下穿刺。穿刺的方法有细针负压抽吸细胞学检查及粗针穿刺活检组织学检测。

应根据具体情况选择引导设备。如果胰腺肿物较大(>3cm)，腹部超声能清楚显示肿物全貌及其毗邻结构，此时可以选择腹部超声引导下穿刺。其优点是简便、快捷，部分病灶外凸、远离胰管者，不仅能取到细胞学结果，还能取到病理结果，可减少进针次数，提高诊断阳性率。不足之处是准确性较超声内镜低，小病灶显示不满意，肥胖及腹胀明显的患者穿刺困难，并发症的发生率较高。如肿物最大径 <3cm，最好采用超声内镜引导下穿刺。超声内镜能贴近胃后壁，对胰腺各部位病灶进行近距离细针穿刺，特别是腹部超声难以显示的 2cm 以内的病灶，其穿刺成功率及准确性都比腹部超声穿刺高，其不足是操作复杂，大多数穿刺仅能获得细胞学结果，假阴性率略高。

胰腺穿刺的常见并发症主要包括胰腺炎、出血、发热、感染等，超声内镜引导下穿刺缩短了穿刺距离，对正常组织损伤较少，故安全性明显提高。

总之，超声引导下胰腺占位的穿刺可以明确诊断，减少不必要的手术，并为不能手术的胰腺癌患者的进一步治疗提供可靠的病理支持。

## 腹部 CT 对发现胰腺癌有哪些作用？

计算机体层摄影就是我们所说的 CT，它是一种利用 X 线进行人体断层成像的技术。当 X 线穿过胰腺所在的上腹部某一厚度的层面后，上腹部的器官和组织不同程度地吸收了 X 线，而后经过探测器对剩余 X 线的接收，利用计算机处理后，能够重建出该层面胰腺及其周围(如胃、十二指肠、脊柱、血管等)的结构，由于上述器官或者组织结构在空间位置上的不同，以及对 X 线吸收程度的不同，在重建出来的图像上就有其空间的信息及其不同的亮暗度。通过对大量正常人进行扫描，并与尸体解剖对比，我们熟悉了正常的胰腺图像信息，当与胰腺正常图像不一样时,我们认为可能有异常。但是这种异常通常只表现在胰腺的局部轮廓和亮暗度上,而且与正常胰腺组织的差别并不是那么显著,仅依靠这些信息是无法得出疾病诊断的。前面所述的就是我们常说的 CT 平扫,它能够带来的信息量相对有限，而为了更好地确定胰腺有什么疾病,CT 增强碘对比剂被引入使用。由于不同胰腺病变的血供情况不一样,在通过静脉注射碘对比剂后的不同时间点,如动脉期、胰腺期、延迟期,进行扫描获得 CT 图像,病变的亮暗度表现为某种疾病固有的特点。与注射碘对比剂之前的 CT 平扫图像比较，强化情况可以用数值和程度表述。经过对大量胰腺癌患者注射碘对比剂前后的扫描，以及与手术病理的对照,我们发现胰腺癌 CT 图像的特点是:在胰腺的动脉期、胰腺期及延迟期,病变处比正常胰腺组织强化明显低,边界模糊,对周围血管、器官可有侵犯。据此表现,我们能够得出胰腺癌的影像学诊断。此外,通过 CT 增强扫描我们可以评估病变有无远处转移(如肝转移)。因此,凡是怀疑胰腺癌的患者,我们都可以做 CT 平扫,但是为了确诊是否为胰腺癌并评估肿瘤分期,我们还应该做 CT 增强扫描。需要说明的是,CT 增强扫描毕竟是在人体内引入了外来物质，而且为了在不同时相扫描获得 CT 图像,碘对比剂的注射速度是比较快的,不可避免地带来了一定比例的对比剂过敏风险。对于不同的人，对比剂过敏的风险是不一样的,因此,需要权衡利弊进行对比剂的使用。

CT 技术的发展,使得现在能够获得的图像信息量越来越大,我们能够采集薄层(层厚甚至小于 1mm)图像信息,进行二维或三维重建,对胰腺癌病灶和血管的关系利用三维后处理技术能够清晰地显示出来。可以说,腹部 CT 已经成为发现、诊断胰腺癌及评估胰腺癌可切除与否的强有力武器。

## 什么时候需要做 ERCP?

ERCP 是“经内镜逆行性胰胆管造影”的英文单词缩写。下面我们简要介绍胰腺癌的诊治过程中何时需要做 ERCP。

首先，ERCP是一种侵入性、有创性的操作，检查方式与胃镜有些相似。简言之，它会给受检者造成一定程度的不适。所以在胰腺癌的诊断方式中，ERCP一般不会作为首选。胰腺癌常可引起胰腺导管闭塞、狭窄、破坏或梗阻，从而造成导管形态上的改变。ERCP主要就是根据管腔结构的形态学改变来诊断胰腺癌的。

如果行常规腹部超声检查提示胆管或胰管存在异常，但又由于超声的分辨能力有限，为进一步明确诊断，可能会继以CT、MRI、MRCP等检查来确认是否发生了胰腺癌。如果肿物没有突出到胰腺轮廓之外，未引起远端胰胆管明显扩张，此时单凭CT可能较难做出正确诊断。而MRCP对轻微的管腔改变显示不清，并有可能受到十二指肠蠕动、呼吸等因素的干扰。与上述检查方法相比，ERCP对于引起导管形态微小改变的早期胰腺癌是适用的，在早期即可显示导管形态的改变。此外，ERCP在诊断方面可以经内镜收集胰液进行细胞学、生化和酶学检查，以及相关肿瘤标志物和基因检测，从而提高胰腺癌的检出率。同时ERCP还可以通过胰管刷获取最接近病变处的新鲜细胞学标本进行细胞学检查。然而，考虑到ERCP有创性等因素，目前临床上较少使用ERCP诊断胰腺癌，一般还是通过CT、MRI、MRCP等影像学检查来辅助诊断胰腺癌，或者在超声内镜（图3-1）引导下穿刺做病理检查以确诊胰腺癌。

当前ERCP在胰腺癌中的应用主要还是作为一种治疗手段。胰腺癌晚期患者，如果失去手术时机不能根治性切除肿瘤同时又合并严重的黄疸，可进行经ERCP胆管支架置入术，从而减轻患者的黄疸程度。所以ERCP可作为胰腺癌晚期并发梗阻性黄疸的一种姑息性治疗手段。

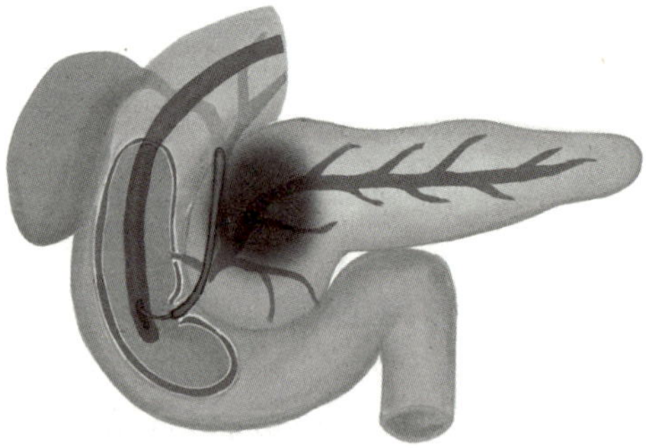

图3-1 胰腺癌超声内镜示意图

无论用于诊断还是治疗，ERCP均不适用于上消化道梗阻者、心肺功能不全而不能耐受检查者、手术后消化道结构改变者和对比剂过敏者。同时 ERCP 还受操作者水平、胰管解剖结构、胰腺肿瘤病变大小的影响。因此,患者就诊后,接诊医生会根据患者的临床表现、先前辅助检查结果、患者一般情况等进行综合考虑来决定是否做 ERCP。

## MRI 配合 CT 会对检测胰腺癌有什么帮助?

腹部 CT 增强扫描虽然已经成为发现胰腺癌的强有力武器,并且基本上能够诊断大部分胰腺癌,但是任何事物总是有其不完美之处。为什么这么说呢?我们可以打个比方,将 CT 扫描比作侦查过程,将发现胰腺癌比作破案。如果侦查过程无法查到足够的线索、证据,当然也就无法破案。在临床工作中,我们经常会遇到患者只能行 CT 平扫而不能行 CT 增强扫描的情况。这种情况下,扫描获得的信息量明显不足以做出诊断,即便能够行 CT 增强扫描,也仍有部分患者影像学表现不典型,我们也无法做出诊断。这个时候,为了能够进一步做出明确诊断,我们就会自然而然地想到 CT 的好搭档——MRI。对于 CT 和 MRI 在胰腺癌诊断中的地位,下面做简要叙述。

相比于 CT,MRI 的技术要求和维护费用较高。在 21 世纪之前,受限于较高的技术要求、检查费用及受检者要求,MRI 在胰腺中的应用并不广泛。但是近些年,技术的发展及成本的降低、人民生活水平的提高,使得 MRI 在胰腺癌诊断中的应用越来越广泛,可以说,CT 和 MRI 在胰腺癌诊断中的地位接近同等重要。当然,从临床应用情况看,CT 的使用仍然比 MRI 广泛,但是当胰腺癌的诊断遇到困难时,或者 CT 对比剂过敏风险较高时,MRI 作为 CT 的好搭档就可以被使用。MRI 中文全名为磁共振成像,先前叫核磁共振成像,由于一个“核”字给老百姓带来了一定程度的恐慌,以为有“核”就有辐射,但事实上“核磁共振”本身没有任何辐射。近些年,为了减少误会,“核磁共振”已改为“磁共振”。作为一个和 CT 同样重要的胰腺癌诊断手段,它的原理是利用体内到处分布的氢质子(包括水和脂肪的氢质子)在磁场(现在的磁场场强为 1.5T 或 3T)

中利用射频脉冲激励成像，并收集信号，经计算机处理后形成图像，从而获得解剖空间信息和亮暗度信息的图像。注入对比剂后，还能获得增强后的图像信息。MRI 能够获得多种图像信息，包括 T1WI 压脂像、T2WI 图像等。随着近些年技术的发展，使得 MRI 技术中的扩散加权成像能够检测到肿瘤内水分子的扩散运动情况。通常情况下，肿瘤恶性度越高，细胞越致密，水分子扩散越受限制，扩散加权成像图像上的信号表现越高。通过扩散加权成像技术能够敏感地检出肿瘤。因此，MRI 技术已经能够获得更多的功能成像信息。可见，MRI 在胰腺癌的诊断应用中前景一片光明。

## MRCP 是什么？

MRCP 中文全称为磁共振胰胆管成像。相比于经内镜逆行性胰胆管造影（ERCP），它是一种对胰管、胆管显影较好且无创、快速、精确的检查手段。它是 MRI 技术的一种，是利用磁共振对体内相对静止或流动缓慢的游离水进行成像的技术。尤其要指出的是，该项检查除了无创之外，扫描时间快，短至数秒，较长者也仅几分钟，对患者而言是一种相对舒适的检查方式。正常情况下，肝内的胆汁通过胆管、胰腺的胰液通过胰管排泄至十二指肠（图 3–2）。当胆管、胰管出现肿瘤或其他病变的阻挡时，管道内的液体无法排出，致使液体滞留或积聚在近端管道内，引起管腔明显扩张。此时进行 MRCP 扫描，可见液体表现为亮信号。利用后处理三维重建技术，我们可以直观地看到扩张的胆管、胰管的走行情况，可以根据梗阻点的位置初步判断病变的位置及可能的来源。在发生胰腺癌的时候，我们经常会发现肿瘤侵犯胆总管下段、胰管远端而导致相应近端管道的扩张和液体积聚（图 3–3）。此外，胆管扩张也可以发生在胆总管下段癌、壶腹部癌、十二指肠癌中。一些非肿瘤性疾病如胆管结石也是导致胆管扩张的常见原因。通过 MRCP 直观地观察、胆管、胰管的梗阻点位置，结合常规的 MRI，我们有可能做出一个较为准确的诊断。

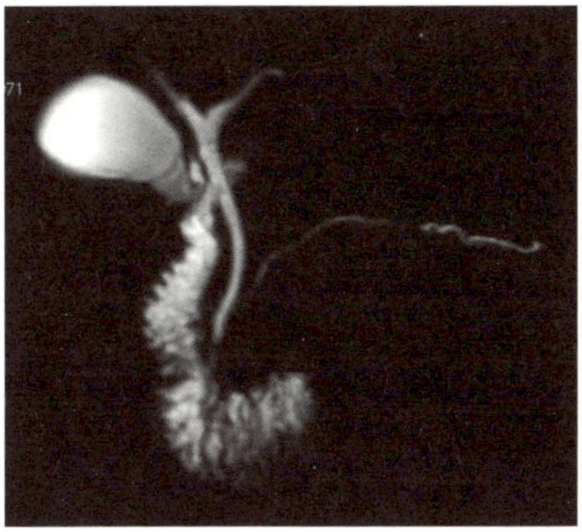

图 3-2 MRCP 显示正常人的胆管、胆囊、胰管

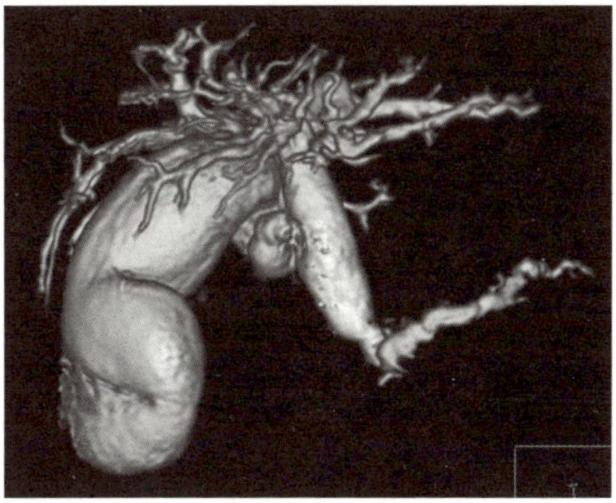

图 3-3 MRCP 三维后处理伪彩图像清晰地显示扩张的胆管、胰管及其梗阻点

## PET-CT 对于胰腺癌的诊断价值有哪些？

PET-CT 全称为正电子发射计算机断层显像，是一种将 PET（功能代谢显像）和 CT（解剖结构显像）两种先进的影像技术有机地结合在一起的新型影像设备。它是将微量的正电子核素示踪剂注射到人体内，然后采用特殊的体外探测仪（PET）探测这些正电子核素在人体各脏器的分布情况，通过计算机断层显像的方法显示人体主要器官的生理代谢功能，同时应用 CT 技术为这些核素分布情况进行精确定位，使这台机器同时具有 PET 和 CT 的优点，发挥出各自的最大优势。

PET-CT 的价格比较昂贵，所以何时使用才能让患者最大限度获益是医生需要考虑的重要问题。其临床应用主要在于两个方面。①鉴别肿瘤良恶性：$^{18}$F-FDG 标准摄取值（SUV）的测定是 PET-CT 评判肿瘤良恶性的半定量标准。典型早期胰腺癌出现局限性 $^{18}$F-FDG 摄取增高灶，其 SUV 最大值（$SUV_{max}$）$\geqslant 2.5$，而 $<2.5$ 则考虑良性病变可能性大。晚期胰腺癌若出现胰腺周围、腹膜后和其他脏器代谢增高灶，考虑为肿瘤转移灶。②补充肿瘤诊断分期：目前认为 PET-CT 临床应用最大的优势就是对潜在或隐形病灶，尤其是肿瘤转移灶的识别。

## 什么是胰腺癌相关肿瘤标志物?

肿瘤标志物是肿瘤发生过程中异常表达的一些抗原和生物活性物质。这些物质能够反映肿瘤的发生、发展,并且可以和正常情况或者相关良性疾病相鉴别。一般来说,肿瘤标志物可以分为两大类:一类是某种肿瘤细胞特有的,不存在其他细胞的抗原,称为“肿瘤特异性抗原”;另一种是不仅仅存在于肿瘤细胞,在正常组织中也存在,但是表达量不一样,称为“肿瘤相关抗原”。目前的肿瘤标志物主要是肿瘤相关抗原。

肿瘤标志物主要用于检测治疗后的效果、判断有无复发和转移、评估预后等。一些敏感性高、特异性好的肿瘤标志物可以用于肿瘤的普查和高危人群的筛查。某些肿瘤标志物还可用于肿瘤的定位和治疗等。由于胰腺癌早期诊断困难，寻找有价值的肿瘤标志物对胰腺癌的早诊早治有积极意义。

胰腺癌的肿瘤标志物主要包括血清学标志物、基因标志物。临床上常用的血清学标志物有 CA19-9、CA24-2、CEA、CA125、胰腺癌相关抗原(PCAA)和胰腺特异性抗原(PaA)等。

目前还没有找到胰腺癌的特异性标志物。多种标志物联合检测,可以避免单个标志物的局限性,提高检测的敏感性。

## CA19-9 升高等于胰腺癌吗?

当患者怀疑或确诊得了胰腺癌时，大多数医生都会给患者开一项 CA19-9 肿瘤标志物的检验，甚至很多胰腺癌患者还是在体检时发现 CA19-9 异常才被怀疑为胰腺癌。那么这个 CA19-9 是什么？它与胰腺癌有什么关系呢?

CA19-9 为唾液酸化的乳 -N- 岩藻戊糖Ⅱ,是一种黏蛋白型的糖类蛋白,分子量为 100 万 ~500 万 U,主要发现在胎儿的胃、肠和胰的上皮细胞。在血清中发现的 CA19-9 是一种分子量约为 100 万 U 的黏蛋白。

CA19-9 在正常人血清中含量甚微，其正常值 <37U/mL(>95%)，但在消化道肿瘤疾病，如胰腺癌、肝癌、胃癌、胆囊癌、结肠癌等众多肿瘤中有不同程度的升高，甚至在某些良性疾病中也会升高。临床工作中，10%～20%的胰腺炎患者中血清 CA19-9 水平升高，65%～92%的胰腺癌、胆管癌患者中血清 CA19-9 水平升高，结肠癌、胃癌患者中 CA19-9 升高可以分别达到 30%和 58%，肝病患者中 CA19-9 值升高也可达到 49%～60%。

CA19-9 标志物在众多消化道肿瘤中均存在改变。因此，CA19-9 值升高在未排除其他消化道肿瘤存在的情况下，不能简单地诊断为胰腺癌。即使完全排除其他肿瘤的可能，也仍然不能以 CA19-9 值的升高来确诊胰腺癌，因为胆囊炎、胰腺炎等一些良性疾病也会出现一过性 CA19-9 升高。另外，CA19-9 值正常，也不能排除胰腺癌的可能，毕竟仍然有少数胰腺癌患者 CA19-9 的值一直正常。综上可知，CA19-9 值的改变与胰腺癌诊断并不是简单的一一对应的因果关系，它的升高与否只能作为胰腺癌辅助诊断的一种参考，即一种术前或术后复发等辅助诊断指标。

虽然 CA19-9 值的改变与胰腺癌没有必然的因果关系，但可以作为一种辅助诊断指标。那么，如何利用 CA19-9 值改变来辅助诊断胰腺癌呢？临床工作中发现，不同的消化道肿瘤，其 CA19-9 变化程度不一样，胰腺癌的 CA19-9 变化程度较其他肿瘤变化程度会更高，CA19-9 可能是胰腺癌辅助诊断较好的标志物之一。临床中要真正确诊胰腺癌，需结合 CEA、AFP 等其他肿瘤标志物来综合分析，而且影像学检查如CT、PET-CT、超声、胃镜等的诊断更具有说服力。当然最具诊断说服力的是穿刺取病理确诊。因此，不宜简单地认为 CA19-9 升高就是患了胰腺癌。因为它可在胃癌、胆囊癌、结肠癌等许多消化道肿瘤及胰腺炎等一些良性疾病中也出现升高。单纯考虑 CA19-9 就想诊断胰腺癌不仅会导致疾病误诊，甚至会导致患者出现一些负面的不良情绪，所以临床中必须结合多个肿瘤标志物指标及影像学检查对胰腺癌进行确诊。如果条件许可，最好从病理学出发去诊断胰腺癌。

另外，CA19-9 等标志物在胰腺癌术后及治疗过程中也有非常重要的监测价值。比如，经过手术治疗后，CA19-9 值从正常突然上升，有可能预示着肿瘤的复发；在放射治疗和化学治疗过程中，标志物值的逐渐下降也往往提示治疗措施有效。

## 怎样确诊胰腺癌？

前文介绍了各种检查手段和检验项目，那么到底如何确诊胰腺癌呢？根据中国胰腺癌临床诊断标准，确诊胰腺癌需要具备以下 3 条必备条件中的任意两条。

（1）必备条件：①CA19-9≥37U/mL，能排除慢性胰腺炎、肝炎、胆囊及胆管炎、胆管梗阻等良性疾病，以及胃肠道恶性肿瘤；②CT/MRI 联合 PET-CT 检查有胰腺癌特征的占位性病变；③有病理（细胞学或组织学）确诊的胰内原发或胰外转移病灶。

（2）一般条件：①高危人群；②特异或非特异性症状及体征。必备条件中任意两项联合或不联合均可临床诊断胰腺癌。

病理作为必备条件第 3 条，证据最为确切，是肿瘤诊断的金标准。

但由于胰腺特殊的解剖位置，临床工作中有时并不能够轻易获取胰腺肿瘤的活检病理结果，那么生化和影像学结果也同样是我们确诊胰腺癌的重要依据。不管是在临床实践中，还是在国内外各种指南中，基本原则是，如果考虑外科手术切除肿瘤，手术前不需要有组织病理学证据，手术切除既是对疾病治疗的过程，同时也是明确诊断的过程。但是如果术前判断肿瘤不能切除，则要通过各种途径在治疗前获取肿瘤的组织病理学或者细胞病理学，只有这样，才能做到心中有数，有的放矢。

## 体检应该选择哪些项目筛查胰腺癌？

体检筛查胰腺癌，应该从无创检查开始。超声、血清肿瘤标志物

（CA19–9、CEA、CA242）检查（胰腺癌的高危人群每年检查 1 次）可分辨出胰腺癌的可疑患者。最终对胰腺癌的可疑患者行薄层螺旋 CT、超声内镜、MRCP（ERCP）诊断。目前应用最广泛的血清肿瘤标志物是 CA19–9。CA19–9 在胰腺癌诊断中的敏感性和特异性分别高达 79%~81% 和 82%~90%。在胰腺癌的筛查中，CA19–9 的阳性预测值只有0.5%~0.9%，CA19–9 在梗阻性黄疸、胰腺炎、胰腺脓肿患者中也可以升高，所以CA19–9 升高不能完全诊断胰腺癌，CA19–9 不升高也不能排除胰腺癌，需要结合超声。超声可以发现 1cm 以上的胰腺占位，胰腺癌的诊断确诊性可达 80%~91%，适用于胰腺癌的初步筛查。通过初步筛查，可以将高危可疑对象筛查出来，根据具体情况，进一步做 CT 增强检查，甚至配合磁共振检查，必要时加做超声内镜检查。通过初筛和进一步的精细化检查，一步一步锁定“元凶”，并力争将其控制在萌芽状态。

## 胰腺癌需要与哪些疾病相鉴别？

胰腺癌最常见的症状是上腹部饱胀不适、疼痛、黄疸、腹部包块等，需与腹部临床症状或影像学特点相似的其他腹部疾病相鉴别。

1. 胃部疾病

胃部疾病如慢性胃炎、胃溃疡等，可有腹部疼痛、饱胀不适等症状，但腹痛多与饮食有关，黄疸少见，利用 X 线钡餐检查或胃镜检查可鉴别诊断。

2. 胆囊相关疾病

胆囊相关疾病如胆囊炎、胆囊结石、胆管结石、胆囊癌等，患者既往多有胆囊炎、胆石症病史，胆石症腹痛常呈阵发性绞痛，黄疸可在腹痛发作后出现，右上腹可有压痛及反跳痛，急性发作时常有发热和白细胞增高，黄疸多在短期内消退或有波动，无明显体重减轻。如果疼痛性质有所改变，转为局限性时持续性加重，或由绞痛转为持续性钝痛或刺痛，经数周仍不能缓解，并持续有食欲缺乏、恶心、消瘦等症状，应怀疑有胆囊癌的可能性。可结合 CT 进行鉴别诊断。

3. 壶腹周围癌

壶腹周围癌是生长在 Vater 壶腹、十二指肠乳头、胆总管下段、胰管开口处、十二指肠内侧壁癌的总称，其共同特点是在癌肿较小时即可引起胆总管和主胰管的梗阻，患者黄疸出现早，进行性加重，亦可呈波动性黄疸。壶腹周围癌由于肿瘤的浸润溃破，约 1/3 的患者可有黑便或大便潜血阳性。凡临床表现类似胰腺癌而又有胆囊炎、大便潜血阳性、贫血和波动性黄疸者应警惕有壶腹周围癌的可能。可结合 CT、MRI 和经内镜逆行性胰胆管造影（ERCP）进行鉴别诊断。

4. 胰腺炎

急性胰腺炎多有暴饮暴食史，病情发作急骤，白细胞、血尿淀粉酶升高；慢性胰腺炎可以出现胰腺肿块（假囊肿）和黄疸，以反复发作的上腹部疼痛为主要表现。患者大多数经数年反复发作，或有酗酒史，每次发作较前一次加重。多为阵发性绞痛，少数为钝痛或胀痛，饭后疼痛加剧。黄疸少见，病程进展缓慢。慢性胰腺炎与胰腺癌的鉴别较为困难，CT、ERCP、MRCP、超声内镜、CA19-9 等检查有助于本病的鉴别，有时甚至需行细针穿刺或胰腺活组织检查才能加以鉴别。

5. 其他胰腺良性疾病

胰腺其他良性疾病如胰腺囊肿、胰腺假性囊肿、胰腺囊腺瘤等。可因肿物压迫胆管引起进行性阻塞性黄疸，胰腺假性囊肿多有急慢性胰腺炎、外伤或手术史，腹部超声和 CT 有助于鉴别诊断。

## 胰腺癌基因检测有什么意义？

胰腺癌的基因检测是检测肿瘤的遗传易感性。10%的胰腺癌具有家族性，相关的家族性疾病有 BRCA2 突变的家族性乳腺癌、遗传性胰腺炎、Lynch 综合征（LS）、Peutz-Jeghers 综合征（PJS）、家族性恶性黑色素瘤等。在已知的遗传性胰腺癌中，BRCA2 基因突变占比最高，为 5%~17%。BRCA2 的突变可以伴发家族性乳腺癌或者卵巢癌。遗传性胰腺炎是阳离子胰蛋白酶原基因（PRSS1）突变导致的，表现为反复发作的胰腺炎，

6%的患者发展为胰腺癌。LS 又称为遗传性非息肉病性结直肠癌，顾名思义最常见于结直肠癌，也可以伴发子宫内膜癌、胃癌和胰腺癌，其发病机制为错配修复基因缺陷。PJS 又称黑斑息肉综合征，突变基因为 STK11，主要的病理改变为黏膜、皮肤色素沉着和胃肠道错构瘤性息肉。国内对 336 例 PJS 患者的回顾性研究发现有 1 例伴发胰腺癌。CDKN2A 突变会导致家族性恶性黑色素瘤，胰腺癌的风险也上升。因此，对肿瘤患者进行基因检测（BRCA2、PRSS1、MSI 等），发现是否具有遗传易感性，有助于对患者的跟踪治疗，以及早期发现患者家属可能的早期肿瘤。

基因检测的另一个重要意义就是可能的靶向治疗。K-ras 突变和 p53 突变是胰腺癌中已知最常见的两种突变：90%的患者有 K-ras 基因突变，75%的患者有 p53 突变。然而，目前并没有针对这两种突变的有效靶向药物。虽然 K-ras 突变会激活血管内皮生长因子（VEGF）表达上调，但在临床试验中 VEGF 抑制剂（如贝伐单抗）治疗并未显示生存获益。目前有报道获益的靶向药物仅有厄洛替尼，联合应用厄洛替尼和吉西他滨的中位生存期比吉西他滨单药组略高（6.24 个月对 5.91 个月，$P = 0.038$）。厄洛替尼的靶点为表皮生长因子受体（EGFR），对胰腺癌进行 EGFR 基因检测可能有助于胰腺癌的靶向治疗。

## 新发糖尿病与胰腺癌“早诊断”有什么关系？

通过本书第二章和第三章，我们对胰腺癌有了初步的了解。简单归纳一下，具有如下高危因素的人群应谨防胰腺癌的发生，定期到医院体检。这些因素包括：①年龄 >40 岁，有上腹部不适者；②有胰腺癌家族史者；③突发糖尿病患者；④慢性胰腺炎患者，尤其是慢性家族性胰腺炎和慢性钙化性胰腺炎患者；⑤胰腺导管内乳头状黏液性肿瘤患者；⑥有家族性腺瘤性息肉病患者；⑦良性病变行远端胃大部切除患者，特别是术后 20 年以上的人群；⑧吸烟、大量饮酒史，以及长期接触有害化学物质者等。

我们注意到第三条为“突发糖尿病患者”，也许你会好奇，糖尿病为

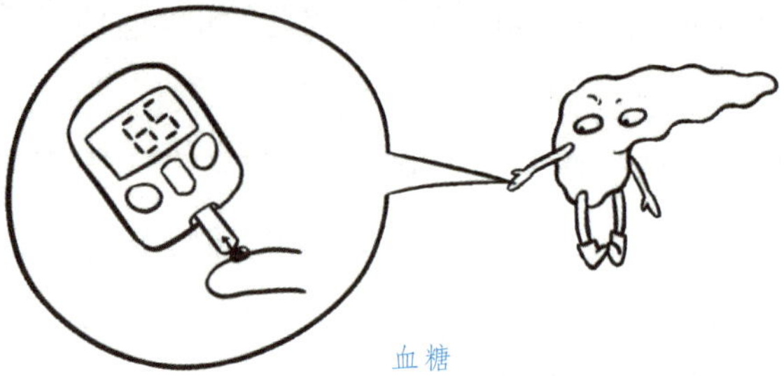

血糖

何与胰腺癌有关系，下面就为你简要介绍一下。近年来，已有研究发现新发2型糖尿病可能是未诊断、无症状胰腺癌的首发临床表现。葡萄糖耐量降低或糖尿病是胰腺癌的早期征兆，甚至有可能先于其他症状（如体重下降，不适或疼痛）出现。研究者认为，长期的糖尿病与胰腺癌并无相关性，而新发糖尿病与胰腺癌则有明显的相关性。这些患者在进行手术切除部分胰腺组织后，糖代谢异常可明显改善。上述特点都是一般意义上糖尿病所不具备的。

那么，如果具有上述的胰腺癌危险因素，又出现了突发糖尿病，怎么判断这种糖代谢异常可能就是胰腺癌的早期症状呢？有研究者分析了胰腺癌相关糖尿病的特点：①发病年龄相对较大，通常大于60岁，女性多见；②基本无糖尿病家族史；③无“三多”症状（多饮、多食、多尿），但短期内体重下降较明显；④起病时常有腹痛或腹部不适感；⑤肿瘤标志物CA19-9和CEA常有异常。所以对于中老年2型糖尿病患者，如果同时合并了上腹部疼痛、腰背痛、厌食等症状应及时到医院就诊，行相关影像学检查、实验室检查以排除胰腺癌的可能，并密切随访。如果经控制血糖后症状仍然未缓解，甚至病情加重，对口服降糖药物治疗反应差，胰腺癌相关实验室检标查志物（如CA19-9等）异常者应高度怀疑胰腺癌相关糖尿病，进一步做相关影像学检查以明确有无胰腺癌，胰腺癌的“早诊断”对于提高患者的生存率至关重要。

# 第四章

# 胰腺癌的治疗

## 胰腺癌的治疗方法有哪些？

胰腺癌的主要治疗方法有外科手术、化学治疗、放射治疗等，通常需多种手段的综合治疗（图 4–1）。

1. 外科手术

根治性手术切除是目前唯一有望治愈胰腺癌的手段。近年来，随着外科理念及技术的进步，手术切除率及手术安全性大大提高。对于胰头部肿瘤，手术方法为胰十二指肠切除术 + 区域淋巴结清扫。

手术的绝对禁忌证包括肿瘤转移至肝脏、腹膜、网膜及任何腹腔外部位。不可切除的其他指征包括：肠系膜上动脉处肿瘤包绕（肿瘤侵犯血管周长超过 1/2）或闭塞 / 血栓，上系膜上静脉难以重建或肠系膜上静脉 – 门静脉汇合处闭塞，或者直接累及下腔静脉、主动脉或腹腔干。

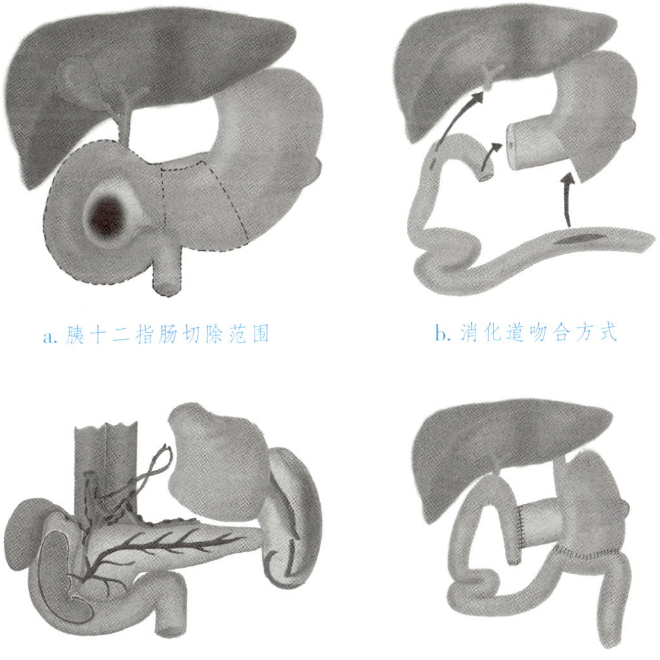

a. 胰十二指肠切除范围　　b. 消化道吻合方式

c. 淋巴结清扫范围　　d. 重建消化道后效果

图 4–1　胰腺癌的治疗方法

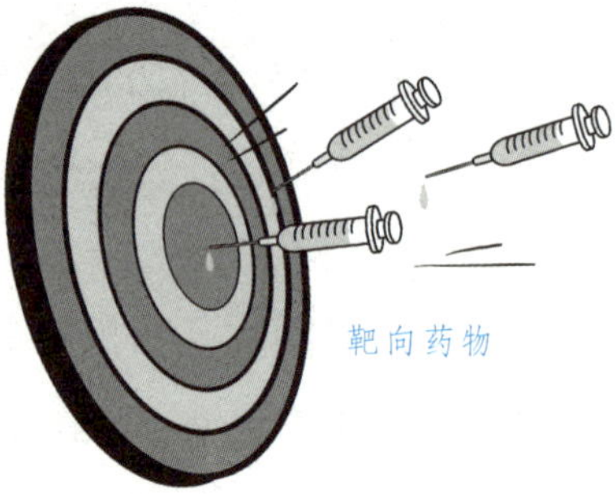


对于胰体尾部肿瘤，因为累及胰体或胰尾的导管腺癌通常不会引起胆总管胰腺内部分发生梗阻，所以极少能在早期做出诊断，但绝大多数患者在就诊时已经存在局部进展或转移病灶。胰体或胰尾肿瘤的手术方法为胰体尾或胰切除术，通常联合脾切除术。这些手术中很多都可以通过腹腔镜完成，不会影响完全切除的可能性。

虽然胰腺癌切除率较以前提高，但患者的总体预后改善不明显，总体 5 年生存率仍然仅仅约为 5%，根治性切除术后 5 年生存率 <20%，其治疗极具挑战性。在非手术治疗中，化学治疗和放射治疗是辅助治疗和姑息性治疗的重要手段。

2. 化学治疗和靶向治疗

由于胰腺癌患者就诊较晚，只有不到 20%的患者可进行胰腺切除术。而且对于进展期胰腺癌，大部分根治术后患者都会复发，包括局部复发、腹膜后种植转移、肝转移等。这说明胰腺癌的治疗既要治疗局部，还须兼顾远处播散。化学治疗为全身用药，可分为术后辅助化疗、新辅助化疗和姑息性化疗。化学治疗方案以氟尿嘧啶类药物或吉西他滨为主，对于体能状态良好的患者可采用联合方案化学治疗。

与单纯手术相比，术后辅助化疗可以防止或延缓肿瘤复发，提高胰腺癌患者的生存率。因此，积极推荐胰腺癌患者术后实施辅助化疗。术后辅助化疗宜在术后恢复后尽早开始，建议至少化学治疗 6 个周期。新辅助化疗即术前化学治疗，可缩小肿瘤，提高潜在可切除患者的切除率。姑息性化疗针对不可切除的局部晚期或转移性胰腺癌，积极化学治疗有利于减

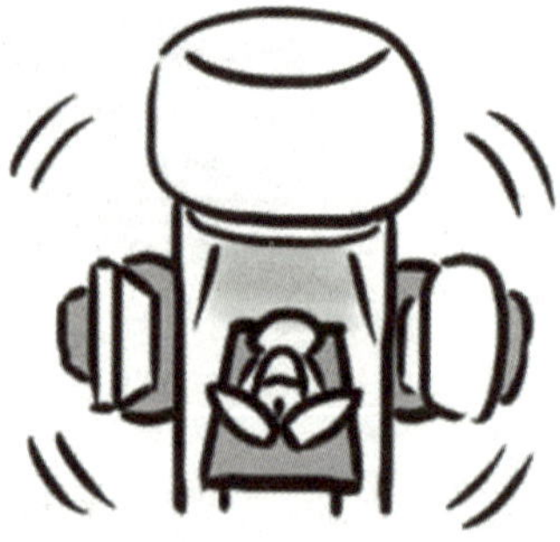

轻症状、延长生存期和提高生活质量。

胰腺癌发生、发展过程中有许多分子可作为靶向治疗的靶点，随着肿瘤靶向治疗的不断发展，分子靶向药物在治疗胰腺癌方面提供了新的可能。目前，胰腺癌主要的靶向治疗药物有表皮生长因子受体（EGFR）抑制剂（如西妥昔单抗、厄洛替尼）、血管内皮生长因子（VEGF）受体抑制剂（如贝伐单抗）及环氧化物酶 -2（COX-2）抑制剂（如塞来昔布）等。虽然目前大部分研究仍处于动物实验或初期临床试验阶段，但初期结果令人鼓舞。

3. 放射治疗

胰腺癌对放射治疗的敏感性较差，需较高的放射治疗剂量才能控制。但由于胰腺周围危及器官较多，如小肠、胃、肾脏、肝脏、脊髓等，这些器官的放射治疗耐受剂量相对较低，限制了放射治疗剂量。近年来，随着放射治疗技术的不断进步，可实现更精确的靶区勾画、照射实施及给予更高的剂量。目前主要的放射治疗方式有影像引导的放射治疗、调强放射治疗、立体定向放射治疗及术中放射治疗。放射治疗可有助于改善临床症状，控制局部复发，一定程度上可提高患者的生存期。术后辅助放射治疗仍存在争议，但对切缘阳性的胰腺癌患者，放射治疗可显著改善预后。

4. 多学科综合治疗协作组（MDT）

MDT 目前已逐渐成为胰腺癌主要的治疗模式。MDT 由外科、影像科、肿瘤内科、消化科、放射治疗科及病理科等多学科参与，以患者及疾病为中心，通过多学科讨论及协作，围绕胰腺癌的新辅助治疗、手术指征、术式选择、切除范围、辅助治疗等问题，结合每位患者的特点，为每位患者制定最合理的治疗方案，避免治疗不足或治疗过度，使患者受益最大化。

5. 中医药治疗

中医药中许多单味中药所含成分及方药组成被证实具有显著的抗癌作用，在治疗疼痛、黄疸、食欲缺乏等症状上发挥作用，并可降低化学治疗所带来的不良反应，提高生活质量，延长患者的中位生存期。目前研究的抗胰腺癌肿瘤活性的单味中药包括大黄、薏苡仁、蟾酥、鸦胆子、苦参、木榧草、熊果、黄芪、雷公藤等。但在临床上中医药应用较少，且缺乏其分子机制研究，高质量临床试验开展得少，尚需进一步研究。

同时，对于没有条件接受其他治疗的晚期胰腺癌患者，中医药治疗可作为姑息性治疗的一部分，为患者提供帮助。

## 什么样的胰腺癌患者有手术机会？

胰腺癌被称为“癌中之王”，不仅反映了胰腺癌极高的死亡率，也似乎表达了缺乏有效治疗手段的无奈。1820 年，Morgagni 最早提出胰腺癌的概念，至今近 200 年过去了，手术仍然是治疗胰腺癌最好的方法，也是唯一能够治愈胰腺癌的方式。

虽然随着解剖学、麻醉学和手术学的不断发展，胰腺外科取得了巨大进步，确定了胰十二指肠切除术的手术方式。但胰腺癌整体的死亡率仍然居高不下，很重要的原因之一就是患者在就诊时已经失去了手术的机会。那么什么样的胰腺癌患者才有手术机会呢？

首先，肿瘤大小很关键，越小的肿瘤越容易被切除，生存率也越高。据了解，直径 <2cm 的胰腺癌患者的 5 年生存率达到 20%~40%，而直径 <1cm 的胰腺癌患者 5 年生存率达到 67%，远高于中晚期胰腺癌的 3%~5%。肿瘤在不断的生长过程中会侵犯周围的脏器和重要的血管，轻则增加手术的难度，重则丧失了宝贵的手术机会。

其次，肿瘤是否存在远处转移同样重要。远处器官（如肝、肺、脑、骨）的多发转移或腹腔内的广泛转移（如腹膜、大网膜等）都将导致恶性肿瘤无法被彻底清除干净，残存的肿瘤如同残存的种子，“野火烧不尽，春风吹又生”。只有当确认不存在远处转移时，手术治疗才能达到根治的目的，胰十二指肠切除术手术才有意义。

再次，患者的身体承受能力是手术成功的基础。胰腺手术是普外科最复杂的手术之一，涉及较多的器官。手术对患者而言是一项巨大的打击，对患者的消化、免疫、内分泌系统都有不同程度的影响。患者主要脏器的功能必须能够耐受麻醉和手术的打击，否则再成功的手术也没有意义。

怎样才能增加胰腺癌患者的手术机会呢？最好的办法就是“三早预防”，即早发现、早诊断、早治疗。首先，必须重视高危人群的监视，例如有胰腺癌家族史者、曾患慢性胰腺炎者、曾做过胃大部切除术者、突发糖尿病患者等都应定期体检。其次，临床上应警惕胰腺癌的报警症状，如出现食欲缺乏、腹痛腹胀、皮肤巩膜发黄、大便颜色变浅、不明原因的体重下降等症状应考虑胰腺病变的可能。超声是胰腺癌诊断的首选方法，其特点为无损伤且价格便宜，能较早地发现胰腺异常。

## 胰腺癌有哪几种手术方式？

手术切除是胰腺癌最有效的治疗方法，具有手术机会的患者均应考虑手术治疗。胰腺癌的外科治疗经历了漫长的发展，伴随着胰腺解剖学、麻醉学的进步，已经形成了一些成熟的手术方式，下面简要介绍几种经典的术式。

1. 胰头十二指肠切除术（Whipple 手术）

适应证为胰头癌和壶腹周围癌。由于胰腺癌多数发生在胰头，故也是治疗胰腺癌最常见的术式。切除范围包括胰头、胆囊和胆总管、远端胃、十二指肠及部分上段空肠（图 4–2），同时进行相应的区域淋巴结清扫。切除后需进行消化道重建，主要方式包括 Child 式、Whipple 式和 Cattell 式。对于早期的胰腺癌（Ⅰ～Ⅱ期），无幽门上、下淋巴结转移，十二指肠切缘净的患者，可以实行保留幽门的胰头十二指肠

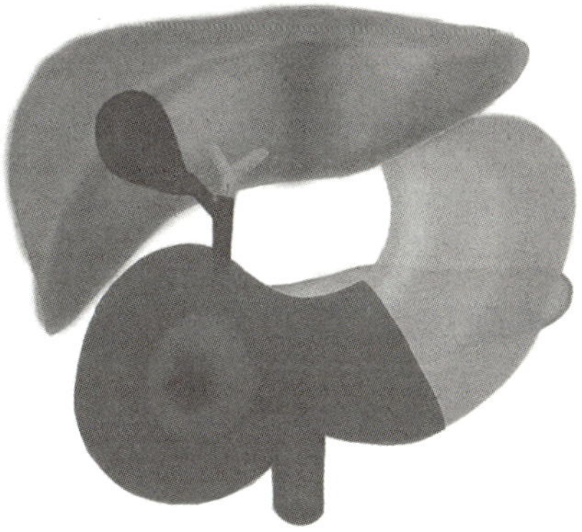

图 4–2　胰头十二指肠切除术的切除范围

切除术（PPPD）。在把握好适应证的情况下，该术式患者生存期不劣于Whipple手术，但是可以避免胃大部切除的术后并发症，缩短手术时间。

2. 胰体尾切除术

适用于胰腺体尾部的恶性占位性病变，切除范围是在肠系膜上静脉左缘处切断胰腺，一般要求胰腺切缘距离肿瘤3cm以上。视具体情况，如是否出现脾血管受侵犯等，决定脾脏是否切除。同时进行胰体尾周围区域淋巴结清扫。由于胰体尾癌早期临床表现隐匿，患者就诊时多数属于晚期，手术切除率很低，而且预后很差。

3. 胰腺癌的扩大切除

由于胰腺癌切除率低，并且容易早期发生周围组织侵犯和转移，为了提高外科治疗效果，一直有学者主张扩大切除范围。关于胰腺癌手术的切除范围一直存在争议。下面简单介绍全胰十二指肠切除术。这种手术主要适用于胰腺内有多发癌灶，或者胰腺癌累及大部甚至全部胰腺，但未出现远处转移者。全胰十二指肠切除术切除范围在胰头十二指肠切除的基础上切除整个胰腺，有时连带切除脾脏。因为不需要做“胰肠吻合”，全胰十二指肠切除术比胰头十二指肠切除术简单，切除也更加彻底。但是该手术创伤大，还会发生严重的无胰腺性糖尿病。虽然有研究报道；全胰十二指肠切除术可以提高生存率，但是该种手术依然充满争议，并未广泛应用。

另外，医生还会针对一些良性、低度恶性、潜在恶性肿瘤个体化实施保留十二指肠的胰头切除术、保留幽门的胰十二指肠切除术、胰腺区段切除术、胰腺楔形切除术等不定型术式，其目的就是在根治切除肿瘤的同时，最大限度地保留胰腺功能。

## 胰腺癌是否也能通过微创手术治疗？

前文简单介绍了目前临床上应用的几种传统、经典的胰腺癌手术方式。但是这些手术创伤比较大，患者的术后生活质量也往往很差，而且很多患者的预后并没有改善。随着外科学的不断进步，兴起了微创手术治疗。微创外科技术(MIS)的核心在于把手术对人体局部或全身的损伤控制到最低程度,而又能取得最好的治疗效果。微创外科手术的优势包括:①最大化切除病变组织;②最大程度保留正常组织;③提高临床疗效、生活质量。腹腔镜手术技术是微创外科技术的典型代表。

腹腔镜最早主要用于探查和对疾病进行诊断。1987年,Mouret报道了世界首例腹腔镜胆囊切除术,随后腹腔镜手术在临床上广泛应用于外科疾病的治疗。1994年,Cuschieri首次报道了腹腔镜下远端胰腺切除术。由于胰腺癌切除手术的复杂性,腹腔镜技术在该领域的应用相对缓慢。很多外科医生仍然对腹腔镜下胰腺癌根治性切除手术持谨慎态度,但随着器械设备等的不断进步,微创技术适应证也越来越宽泛,被广泛应用。

下面简要介绍几种腹腔镜和机器人常用的胰腺癌手术方式。

1. 腹腔镜远端胰腺切除术

腹腔镜远端胰腺切除术(LDP)是应用最多的胰腺微创手术,在治疗良性和低度恶性胰腺肿瘤上已经被普遍采用。然而,因为胰体尾癌在胰腺癌中所占比例不大,所以对于LDP治疗胰腺癌的研究数据仍然有限。目前已有的一些研究认为,LDP在降低术中、术后并发症,缩短住院时间,促进患者恢复,降低住院费用,减少围术期死亡率等方面相较于传统开腹手术更具有优势。对于胰体尾部恶性肿瘤,由于癌细胞可能转移至脾脏血管中,所以切除脾脏可能更加安全。关于LDP治疗胰腺癌患者术后生存状况的研究较少,现有的一些文献多数支持LDP近远期疗效与传统开腹手术相当,但是还需要更多的研究和更多的前瞻性试验来证实。

2. 腹腔镜胰十二指肠切除术

腹腔镜胰十二指肠切除术(LPD)被普遍认为是一种难度高、风险大的手术。由于涉及复杂的肠道、胆管和胰腺重建,所以对手术医生要求非常高,也使得这一技术饱受争议。有文献报道,LPD的术后并发症,如胰瘘和伤口感染的发生率与传统开腹手术相似,并且两者的总体发病率和死亡率没有差异。然而,研究者发现,LPD出血量少、输血率低,但

LPD 比传统开腹手术需要更长的手术时间。由于腹腔镜的视野放大效果，更便于实现精细操作。LPD 的淋巴结清扫数目可能会更有优势，但是没有足够证据证实在并发症发生率、围术期死亡率、患者预后方面 LPD 优于传统手术。对于有手术适应证的患者来说，由经验丰富的医生实施 LPD 是可行的，并可获得良好的近期肿瘤学疗效。

3. 腹腔镜全胰切除术和腹腔镜胰腺中段切除术

腹腔镜全胰切除术（LTP）主要用于多灶性病变的患者。由于并发症的发生率和患者的死亡率居高不下，这种手术开展得较少，报道的病例也十分有限。一些小规模的研究初步认为，LTP 在手术时间、住院天数、手术出血量等方面均较传统手术方式有一定的优势，可能是安全可行的一种治疗方法。腹腔镜胰腺中段切除术主要应用于胰颈部或体部良性及低度恶性肿瘤。该术式能最大限度地保留正常胰腺组织，维持腺体的分泌功能，促进消化吸收。

近年来，达芬奇机器人在国内外呈现快速发展势头。达芬奇机器人是一种高级机器人平台，简单地说，它是一种更高级的腹腔镜系统。其设计的理念是通过使用更加微创的方法，实施复杂的外科手术。它由三部分组成：外科医生控制台、床旁机械臂系统、成像系统。从患者角度出发，达芬奇机器人具有以下优点：①手术操作更精确，与腹腔镜（二维视觉）相比，因三维视觉可放大 10~15 倍，使手术精确度大大增加，术后恢复快，愈合好；②曲线较腹腔镜短；③创伤更小，使微创手术指征更广，减少术后疼痛，缩短住院时间，减少失血量，减少术中的组织创伤和炎性反应导致的术后粘连，增加美容效果，更快投入工作。对医生来说，达芬奇手术机器人增加了视野角度，减少了手部颤动，机器人“内腕”较腹腔镜更为灵活，能以不同角度在靶器官周围操作；较人的手小且灵活，能够在有限狭窄空间工作；减少了参加手术的人员；使术者在轻松的环境下工作，减少了疲劳，更容易集中精力。最终受益者归根到底还是患者。

## 胰腺癌切除后会不会复发?

胰腺癌的治疗是世界性的难题。胰腺癌的治疗手段有手术治疗、化学治疗、放射治疗等。大多数胰腺癌早期无特殊症状，出现临床症状时一般病情已处于中晚期，而且很多人在发现疾病时，已经丧失了手术治疗的机会；就算能够手术，其治疗效果也非常差，更多的只是姑息性手术治疗。临床工作中，胰腺癌的治疗效果往往不尽如人意，对于那些少数能够接受手术的患者，胰腺切除后的平均生存期也仅仅十几个月，5年生存率也只有5%左右。胰腺癌手术切除后，患者体内仍然存在着一些微小病灶、亚病灶，血液和淋巴中还有癌细胞未能清除，很多患者会很快出现复发或发生转移。

手术治疗胰腺癌是临床上最常用的方法，大多数能进行手术治疗的患者都会选择手术治疗。但是临床上发现，很多患者在手术之后短时间内就会复发。因此，胰腺癌患者做完手术后，并非万事大吉，还要注意以下几点。

(1) 胰腺癌手术后根据分期情况和是否存在高危因素，遵医嘱酌情结合放射治疗和化学治疗可以降低复发风险。同时患者需要定期复查，发现异常症状立刻就诊。需要注意的是，胰腺癌术后患者只要复发，很难再有手术机会。

(2) 胰腺癌手术后辅助中医治疗或许能提高部分患者的免疫力。胰腺癌术后患者多半身体虚弱、免疫力低下，中医药对胰腺癌患者术后康复有一定的作用，它能有效提高患者的免疫力，抑制癌细胞的发展。

(3) 胰腺癌手术后对症治疗。由于胰腺是人体内重要的内分泌腺体，做了胰腺部分切除或全切的患者都会面临血糖异常的问题。患者需要通过药物控制和饮食调节的手段严格控制血糖，防止因为血糖异常带来的并发症而影响康复。

温馨提示：上面几种情况，胰腺癌患者在进行手术治疗时，一定要多加注意。另外，建议患者手术治疗前后，一定要在饮食及日常生活上多加注意，最主要的是饮食上的合理搭配。

## 什么是胰腺癌的术中放射治疗？

胰腺癌恶性程度高，进展迅速，由于胰腺解剖位置特殊，导致胰腺癌早期难以被发现，发现时往往已经无法切除肿瘤。据文献报道，可切除的胰腺癌仅占所有胰腺癌的 15%。对于无法手术的患者，目前缺乏有效的治疗手段，5 年生存率仅为 5%。由于胰腺周围毗邻的许多脏器对放射线较为敏感，故胰腺癌的常规外照射往往受到限制，而且效果欠佳。对此日本学者 Abe 提出术中放射治疗的建议。根据放射治疗方法不同，术中放射治疗可分为术中放射治疗(IORT)和术中放射性粒子植入等。

术中放射治疗是在直视下，尽可能避开正常组织，对瘤床及周边组织进行的一次性大剂量照射。与常规放射治疗相比，其优点在于：靶向性好，可以精确控制放射治疗区域及剂量，最大限度地杀灭肿瘤细胞，同时有效保护照射野周围的正常组织及器官，因此，放射治疗后的不良反应较轻。有研究报道，术中放射治疗既可降低 Whipple 术后患者的局部复发率，也可减轻不可切除患者因胰腺癌引起的疼痛。

术中放射性粒子植入是术中直视下将放射性粒子植入到胰腺肿瘤实质内，通过射线的持续释放达到杀灭肿瘤细胞的作用。目前临床上多使用 $I^{125}$ 治疗胰腺癌。一些学者报道，$I^{125}$ 粒子植入术联合化学治疗可缓解患者疼痛，改善生活质量，提高生存率，但粒子植入的同时存在穿刺出血、胰瘘、胰腺炎等风险。

## 什么是姑息性手术和减瘤术？

姑息性手术是相对于根治性手术而言的，指能够减轻患者的症状却不能治愈疾病的治疗方法。其中包括姑息性肿瘤切除术和减状手术，前者指切除肿瘤的原发灶与转移灶的大部分，肉眼尚有癌残留；后者则根本不切除肿瘤，只是解除肿瘤引起的症状。

癌具有自主生长的特性，人体失去对其正常调控，会以浸润、转移的形式无限制地生长、发展。它一方面无限制地消耗机体，使其逐渐消瘦、衰弱；另一方面，癌的浸润与转移还会使所累及脏器的功能受到相应的损害，最终导致脏器衰竭，机体死亡。实际上，绝大多数癌症患者最终死亡的原因是多脏器衰竭及恶病质。一般来说，从癌细胞的出现到其能够影响受累脏器的功能需要一定时间，等到出现相应脏器的功能障碍，再到其功能衰竭、机体死亡还有一段时间。因此，当某一脏器受累比较突出，出现功能障碍并首先危及人的生命时，以合理的方法修复、代替或维持该脏器的功能是能够延长患者生存时间或改善生活质量的，这就是姑息性治疗。

无论是根治性手术，还是姑息性手术都是指术者的主观行为，指手术本身。在临床实践中发现，即使主观上努力实施了根治性手术，而在客观上却不一定都能够达到“根治”的效果，一些晚期病例仍会有癌残留。随着对肿瘤诊断水平的提高，临床上对于掌握癌肿浸润、转移规律，以及评价其对机体造成危害的能力也在不断提高，使术前设计合理的姑息性手术方案成为可能。

对已经侵犯大血管，或侵犯邻近器官及伴有局部转移的胰腺癌来说，尽管无法做到真正意义上的根治性切除(R0)，仍可酌情行非根治性胰十二指肠切除术(R1)，以减轻肿瘤负荷，改善预后。传统的观点认为，胰腺癌一旦侵犯周围的大血管，标志着病情已经进展到晚期，若手术效果差，应放弃手术切除。

但随着现代外科技术的成熟和实践经验的积累，目前的主流观点认为，腹腔大血管的侵犯是胰腺癌发展过程中的常见事件，侵犯门静脉、肠系膜上静脉等大血管并不意味着无法手术治疗。联合行血管切除和重建可以显著提高胰腺癌的切除率，有助于提高胰腺癌患者的远期疗效，对提高患者生命质量尤其有帮助。

## 胰腺癌如何进行放射治疗？

国内外统计数据表明，60%~70%的癌症患者需要接受放射治疗。肿瘤放射治疗的原理是利用放射线对癌细胞进行杀灭。放射治疗是胰腺癌重要的基本治疗手段之一，是一种局部治疗手段。

1. 放射治疗的技术难点

由于胰腺肿瘤生长在身体的深部正常组织中，而且其形状很不规则，因此必须将放射治疗范围扩大，以达到不使癌细胞遗漏的目的。但肯定有很多正常组织受到了不必要的照射，其后果是增加了放射治疗的不良反应，所以以前的放射治疗使患者及家属形成“不良反应严重”的印象。由于不良反应增加，不能进一步增加放射治疗强度，使部分胰腺癌达不到根治效果。作为一种局部治疗的手段，理想的放射治疗是最大限度地杀灭肿瘤细胞，同时最大限度地保护周围正常组织和器官，即最大限度地提高治疗增益比。现代放射治疗已成功地从常规放射治疗技术发展为以三维适形（调强）放射治疗及立体定向放射治疗为代表的精确放射治疗技术；放射治疗剂量模式也逐渐向高剂量、少分次（大分割放射治疗）方向改变，局部控制率、疼痛缓解率及生存率都获得了改善和提高。

2. 放射治疗适用于哪些胰腺癌患者

放射治疗可应用于胰腺癌的各个分期。

可手术切除的胰腺癌，如患者有内科疾病不耐受手术或拒绝手术，放射治疗则成为这部分患者长期生存的新选择（图 4–3）。

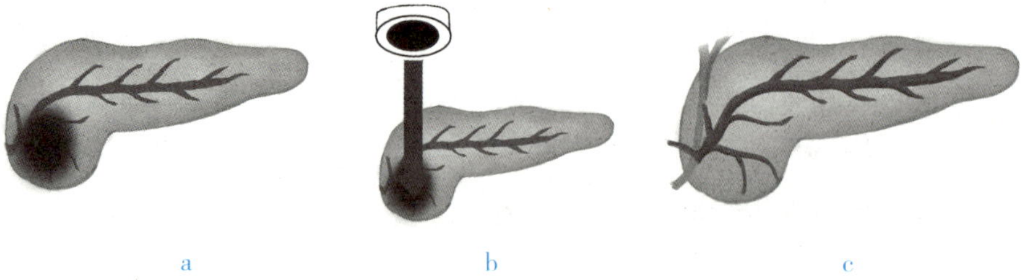


图 4–3　可手术切除的胰腺癌

临界可手术切除的胰腺癌患者可直接接受高剂量放射治疗联合化学治疗，根据治疗后的疗效决定是否行手术切除(图 4-4)。

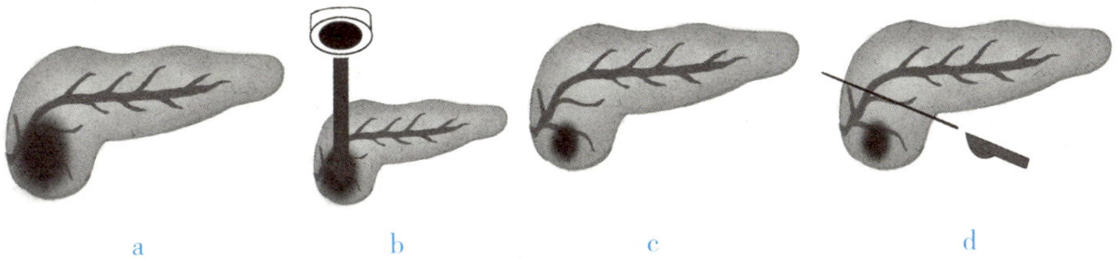

图 4-4　临界可手术切除的胰腺癌

对于胰腺癌术后局部残存或切缘不净者，术后同步放射治疗和化学治疗可以弥补手术的不足(图 4-5)。

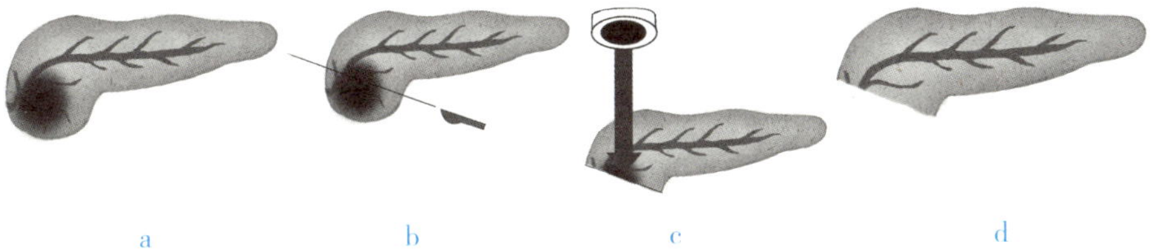

图 4-5　胰腺癌术后残存或切缘不净

同步放射治疗和化学治疗是不可手术切除的局部晚期胰腺癌的主要治疗手段。同步放射治疗和化学治疗可以提高局部晚期胰腺癌患者的生存率，缓解疼痛症状，从而提高临床获益率，成为局部晚期胰腺癌患者的首选治疗手段。

对于晚期的胰腺癌患者，可通过照射原发灶、转移灶，实施缓解梗阻、压迫或疼痛，以及提高肿瘤局部控制为目的的减症放射治疗。

3. 放射治疗前的准备时间和过程

放射治疗是一项复杂的治疗技术，因此需要一定的准备过程。医生需要在治疗体位下通过定位 CT 或者磁共振获取放射治疗区域的肿瘤和正常组织的影像，然后在图像上，结合临床资料，逐层勾画肿瘤组织和正常组织，并给予肿瘤治疗剂量和正常组织限制剂量。然后医学物理师根据医生的处方进行剂量优化和计算，得出治疗方案。医生确认后经过剂量验证才可以实施放射治疗。虽然患者看不到以上每一个环节，但都至关重要，需要5~10个工作日才能完成。

4. 放射治疗需要多久

放射治疗的剂量给予方式分为两种：常规分割和大分割。前者常用于三维适形（调强）放射治疗，后者常用于立体定向放射治疗。常规分割往往需要治疗20~30次，共需4~6周。大分割则仅3~10次即可，需1~2周完成。放射治疗每次的治疗时间一般在20分钟以内。

5. 胰腺癌放射治疗的不良反应

现代技术支持的胰腺癌放射治疗期间的主要不良反应是胃肠道反应，但是往往不严重。如果放射治疗期间同步化学治疗，则可能出现化学治疗药物相关的毒性反应，可以给予相应的对症处理。

现代放射治疗在胰腺癌治疗中的地位已经举足轻重，一定能给胰腺癌患者带来生存和生活质量的改善。

## 手术前为什么还要做化学治疗？

在肿瘤的治疗全程中，手术后进行化学治疗已经被大众所知，然而，为什么部分胰腺癌患者手术前也要进行化学治疗呢？

患者就诊后，基于影像学检查，专科医生根据肿瘤与相邻血管的关系、有无远处转移等情况，将胰腺癌分为可切除、不可切除和可能切除三大类。其中“可能切除的胰腺癌”是近几年胰腺外科讨论的热点。这部分患者，如无手术禁忌，则手术前可以进行化学治疗，即医生口中常说的“新辅助化疗”。

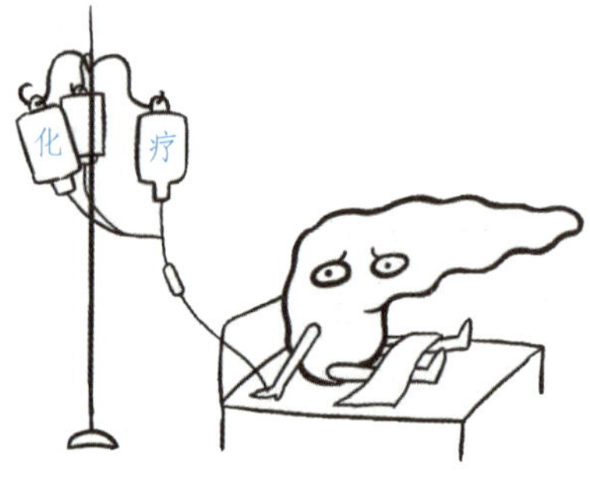


所谓“可能切除的胰腺癌”，其考量重点通俗来讲就是能否通过手术将瘤体除得“干净”。显而易见，如术后肿瘤有残留，这对患者的预后有重要影响。“可能切除的胰腺癌”主要是根据瘤体是否侵犯了一些动静脉血管而定义的，这里我们不对专业的内容进行过深解读。从字面上即可看出，通过某种方法使瘤体缩小，让它成为可切除、易切除的肿瘤十分重要，而手术前进行化学治疗，就是其中一个可行的方案。

手术前进行化学治疗，即“新辅助化疗”，会带来如下益处：①减小瘤体，增加手术将其切除“干净”的概率；②有助于专科医生评估肿瘤的生物学行为，如果术前化学治疗期间就出现了远处转移或肿瘤局部进展，则不选择手术治疗，此部分患者即使直接手术也难获益；③术后患者如有手术并发症，相当长时间内不能实施化学治疗，而术前患者多对化学治疗药物耐受较好；④手术可使局部范围内结构改变，破坏血管供应，局部氧浓度下降，影响到术后放射治疗和化学治疗的敏感性，使效力下降，而术前进行化学治疗可避免上述不足；⑤及早控制潜在的微转移灶。因此，“可能切除的胰腺癌”患者在手术前接受化学治疗是能够获益的。

国外已有部分研究指出，“可能切除的胰腺癌”经过手术前的化学治疗，会增加其瘤体经手术完整切除的概率，延长患者的生存期。术前接受化学治疗的患者手术安全性仍然较高。总的来讲，当前大部分专家推荐“可能切除的胰腺癌”患者先行新辅助治疗，并将 FOLFIRINOX 方案（亚叶酸钙 + 氟尿嘧啶 + 伊立替康 + 奥沙利铂）或吉西他滨 + 白蛋白紫杉醇方案列为推荐新辅助治疗方案，同时把“可能切除的胰腺癌”患者直接接受手术治疗的推荐强度降低，其目的是在强调术前综合治疗的重要性。

## 什么是胰腺癌的介入治疗？

介入治疗是近年来迅速发展起来的一门融合了影像诊断和临床治疗于一体的新兴学科，与传统的外科手术及内科药物治疗相比，具有微创、精准、安全、高效等优点，已经广泛应用于各种肿瘤治疗。

胰腺癌的介入治疗从治疗途径上分为非经血管介入治疗和经血管

介入治疗。

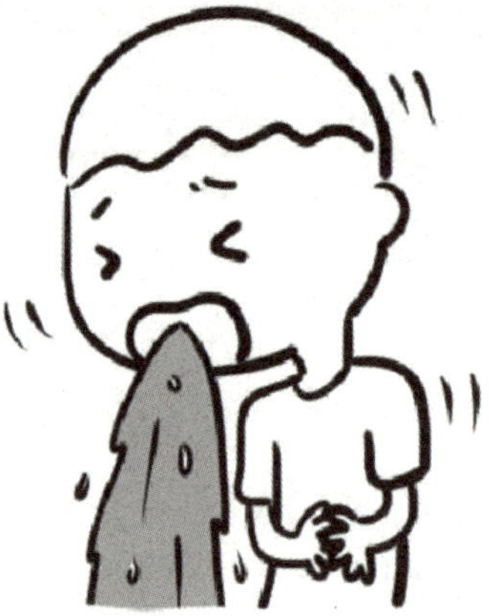

非经血管介入治疗包括:①放射性粒子植入术,系将放射性粒子在超声内镜、CT 等设备引导下直接植入肿瘤组织内,形成放射性粒子在肿瘤内持续照射,最大限度地杀死肿瘤细胞,减少对周围组织不必要的辐射损伤，相对于常规外照射治疗具有作用时间长、定位准确、创伤小等优点;②经皮肝穿刺胆道引流术(PTCD),主要用于不能耐受手术的胆道梗阻患者的减症治疗,使梗阻的胆道再通或将因梗阻不能排到十二指肠的胆汁引流到体外;③腹腔神经节阻滞术,通过物理或化学手段使腹腔神经节变性、毁损,起到神经阻滞的作用,可有效缓解晚期胰腺癌患者的腹痛、背痛;④消融治疗,适用于胰腺肿瘤小且无法切除的患者,在 CT、超声等引导下穿刺于肿瘤内,应用化学或物理方法杀死肿瘤。

由于胰腺的血供主要来自腹腔干的分支,在经血管介入治疗中,经动脉灌注化学治疗药物可大大提高肿瘤组织局部的药物浓度，已有实验表明，区域性动脉灌注化学治疗时的药物浓度是外周静脉化学治疗时的 10 ~ 16 倍,并可较有效地克服肿瘤耐药性;同时化学治疗药物经门静脉回流的二次灌注可有效杀灭门脉系统和肝实质内的转移病灶。对于伴有肝转移者,还可同时行肝动脉的化学治疗栓塞术,将动脉化学治疗药盒导管置于肿瘤供血动脉,导管另一端连接化学治疗泵，其在动脉内建立可长期应用的通道，将化学治疗药物经化学治疗泵注射入肿瘤血管内，避免了多次穿刺插管,是一种经济、合理、安全、有效的方法。肿瘤局部灌注化学治疗还可改变药物的分配(通过血流重新改道,改变血流动力学),

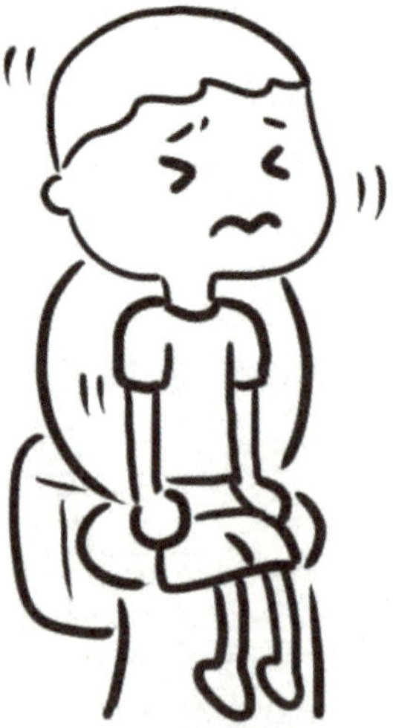

进一步增加局部药物浓度和作用时间，并且减轻经肠系膜上动脉灌注时产生的胃肠道不良反应（恶心、呕吐、腹泻、清蛋白下降等）。

近年来介入治疗发展迅速，为广大临床医生提供了更多的治疗手段和策略，其优点在于微创、安全、经济、有效。医生将最新临床研究结果与患者的选择相结合，为患者制定最佳的个体化治疗方案，一定会给更多的胰腺癌患者带来生命的曙光。

## 其他胰腺癌的治疗方法有哪些？

胰腺癌应用手术、化学治疗和放射治疗三大肿瘤常规治疗的5年生存率不足5%，因此，寻找新的有效的治疗方法很重要。近年来生物治疗研究已经取得了长足的进步。此外，中医药治疗在胰腺癌进展及病程末期也扮演着很重要的角色。

生物治疗是以一种利用生物工程技术，通过相应的分子产物抑制或杀伤肿瘤细胞，提高机体免疫，从而达到消灭肿瘤的目的。主要包括免疫治疗、基因治疗等。免疫治疗手段包括细胞因子、单克隆抗体导向治疗、特异性主动免疫治疗、过继免疫治疗等。细胞因子治疗有白介素、干扰素、肿瘤坏死因子及集落刺激因子四大类，部分已经应用于临床。但目前生物治疗胰腺癌仅在初步试验阶段，广泛应用于临床还有很长的一段路要走。

中医药治疗胰腺癌主要采用中西医综合治疗的方法。中医治疗胰腺癌的主要优势是：减轻手术后的不良反应和并发症；配合肿瘤放射治疗、化学治疗可减毒增效；手术、放射治疗、化学治疗后服用中药在控制肿瘤复发及转移方面具有一定作用；对于晚期患者可减轻痛苦、提高生活质量、延长生存时间，预防和治疗癌前病变。

## 胰腺癌术后复查需要检查哪些项目？

胰腺癌是一种高度恶性的肿瘤，预后较差，因此，胰腺癌患者术后需密切复查，发现问题要及时处理，以改善患者预后。胰腺癌术后复查主要需要检查以下项目。

1. 腹部和盆腔增强 CT

这是目前胰腺癌术前诊断评估和术后复查的重要手段。胰腺癌术后应用腹部 CT 检查,不仅可以评估术后术区的一般情况,还可对胰周、主动脉旁、腔静脉旁、腹腔动脉旁等处的淋巴结和肝脏等器官进行评估,充分评估有无肿瘤的残留或复发。

2. 胰腺癌相关肿瘤标志物

肿瘤标志物主要用于检测治疗后的效果、判断有无复发和转移、评估预后等。临床上常用的胰腺癌相关肿瘤标志物有 CA19-9、CA24-2、CEA、CA125、胰腺癌相关抗原(PCAA)、胰腺特异性抗原(PaA)等。

复查时间间隔一般前两年每 3 个月 1 次,后 3 年每半年 1 次,5 年后每年复查 1 次。鉴于胰腺癌的特殊生物学特性,在两次复查之间,一旦出现一些不适症状要及时就医,以免延误病情。

## 胰腺癌患者疼痛如何处理?

疼痛常是中晚期胰腺癌的突出特征,严重影响患者的生活质量和生存时间,甚至导致患者拒绝治疗或产生自杀心理。胰腺癌疼痛的机制为多源性,但引起疼痛的主要原因是神经侵犯及梗阻,以神经性疼痛为主。控制疼痛能明显提高患者的生存质量,延长生存时间,是胰腺癌姑息性治疗中的重要组成部分。胰腺癌疼痛治疗以止痛药物为基础,常需联合手术、化学治疗、放射治疗、麻醉治疗、神经阻滞治疗、心理治疗、中医治疗等方法。治疗过程中应针对患者情况,采用个体化方案,选择最佳的镇痛治疗方法。

1. 药物治疗

药物治疗是目前治疗癌性疼痛(简称“癌痛”)必不可少的镇痛手段。在使用过程中需遵循 WHO“癌症疼痛三阶梯治疗”。三阶梯即根据癌痛程度,按顺序由弱到强或由一级到三级逐级选择给药。第一阶梯应用非阿片类药物,以非甾体抗炎药为代表药物,主要是治疗轻中度疼痛;第二阶梯应用弱阿片类药物,主要用于中度疼痛,以可待因为代表;第三阶梯应用强阿片类药物,以吗啡为代表,多需联用非阿片类药物,可起到增效并减少阿片类药物不良反应等作用。对于持续恶心、呕吐和难以口服药物的患者,可选用透皮贴来控制疼痛。

2. 神经阻滞治疗

以神经阻滞为基础的综合治疗方案的研究已广泛展开，且取得了一定的临床效果。胰腺的痛觉纤维位于交感神经内,会合胰头丛、胰支后经腹腔神经丛至腹腔神经节换元后,随内脏大神经、内脏小神经、内脏最小神经等通过第 5~10 胸交感神经链传入脊髓和中枢,最终产生痛觉。因此,切断上述任何一环均可达到解除疼痛的效果。相比于一直等到应用强阿片类药物也无法缓解疼痛时才行神经阻滞，早期行神经阻滞可更好地控制疼痛、减少阿片类药物的使用并得到更好的生活质量。

常见的神经阻滞治疗癌痛方法有 4 种:①胰周神经切断术;②化学性腹腔内脏神经去除术;③经皮穿刺腹腔神经丛阻滞术(NCPB);④胸腔镜直视下胸内脏神经切除术。

3. 放射治疗

短程舒缓性放射治疗可明显减轻胰腺癌局部浸润所致的疼痛。外照射单用或联合同步化学治疗可缓解一半左右患者的癌痛,并且能改善患者的恶病质和梗阻症状。但这类方法可能需数周才会获得最大效应。术中放射治疗定位准确,可保护周围重要脏器。术中一次大剂量直接照射可显著减少肿瘤负荷,迅速缓解癌痛。

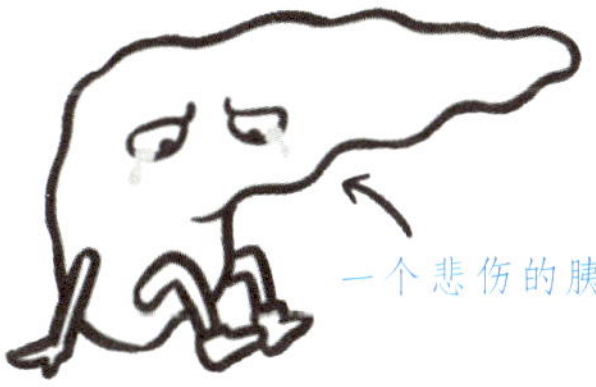


4. 高能聚焦超声治疗

高能聚焦超声治疗是一种新兴的无创局部高温治疗技术。其利用适当频率超声波的束射-汇聚特性、在人体组织中的良好穿透性和组织固有的吸声特性,将吸收的声能转化为热能,聚焦于体内选定的脏器组织区域内,使组织升温至蛋白质变性、凝固性坏死,将组织损伤由点到线、由线到面、由面到体无间隔累积，最终使病灶发生整体性消融。其作用机制包括高温效应、机械效应（机械震动）、空化效应（瞬态压缩和膨胀）和有机声化学效应。

高能聚焦超声通过局部高温消融作用，使靶区内的胰腺肿瘤细胞发生不可逆转的凝固性坏死，使肿瘤体积缩小、肿瘤负荷减少，减轻其对后方神经丛的压迫和浸润，从而缓解患者疼痛及提高生活质量。同时消融可使受累的胰周神经丛或腹腔神经节及其分支破坏、变性，甚至凝固性坏死，阻断痛觉神经冲动传入，进而达到止痛的目的。

5. 心理治疗

绝大多数中晚期胰腺癌患者临终前常合并抑郁症，因此，心理干预对于改善患者情绪、减轻治疗不良反应、增强疗效、改善预后和提高生存质量有明显作用。其机制是通过神经、内分泌、免疫系统的作用，进而对免疫功能产生积极影响，增强机体免疫力，增强抗病能力，提高癌症患者的生存质量，延长其生存期。

6. 中医治疗

中医治疗胰腺癌疼痛具有较好的疗效，且治疗方便、不良反应较少，但目前报道较少，且停留在经验医学的阶段，尚缺乏机制研究及大规模、多中心的前瞻性临床研究。

## 胰腺癌梗阻性黄疸患者如何减黄？

当血液中总胆红素浓度超过 34.2μmol/L 时，临床上即可发生黄疸，也称为显性黄疸。表现为巩膜、黏膜、皮肤及其他组织被染成黄色。巩膜黄染常常先于黏膜、皮肤而首先被发现。当血液中总胆红素在 17.1~34.2μmol/L 之间，而肉

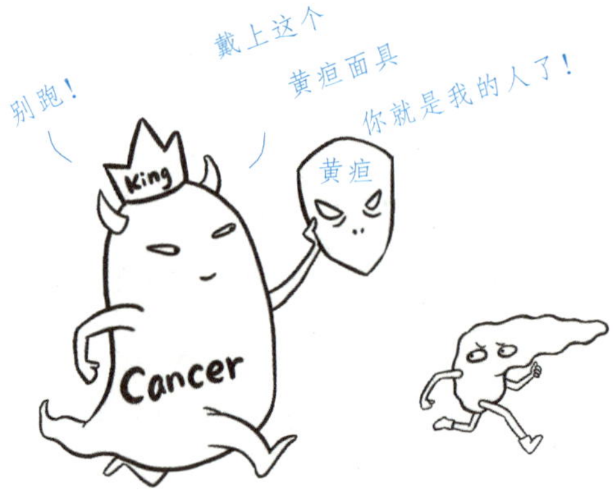

眼看不出黄疸时,称为隐性黄疸或亚临床黄疸。

黄疸给人的第一印象往往是肝炎导致的,但部分胰腺癌患者当肿瘤侵犯胆总管时也会出现皮肤及巩膜黄染。随着肿瘤的进一步发展,患者可出现皮肤瘙痒、陶土样便、浓茶色尿液等。

因为胆汁在脂肪消化过程中扮演重要的角色,如果胰腺癌堵塞胆道,胆汁无法顺利进入肠道,常会有腹胀、腹痛、食欲缺乏、恶心、呕吐、腹泻等消化道症状。而胆汁入血后可引起皮肤瘙痒、心动过缓、夜盲症、乏力、精神萎靡、头痛和发热。

对于可切除的胰腺癌患者,是否需要术前减黄目前没有定论。大部分学者认为,并不是伴有黄疸的胰腺癌患者都需要术前减黄,当其血清胆红素高于200μmol/L并伴有急性胆管炎、营养不良时,建议采取术前减黄。术前减黄的方式较多,目前常用的术前减黄方式有PTCD或经皮肝胆囊穿刺置管引流术(PTGD)、内镜下鼻胆管引流术(ENBD)和内镜下置入胆道支架引流。ENBD即通过肠镜将鼻胆管穿过梗阻部位引流胆汁。而PTCD或PTGD则是在超声引导下通过细针经皮肤肝脏穿刺进入扩张的胆道或胆囊置入引流管将胆汁引流到体外。这几种方式各有利弊,ENBD难度较高,因其需要穿过梗阻部位可导致肿瘤出血、穿孔、感染等并发症;而PTCD或PTGD需经肝脏穿刺,有误伤肝脏血管的风险。另外,胆汁引流到体外也会导致一系列因胆汁流失而产生的并发症。

对于不可切除的胰腺癌患者,除了上述措施之外仍可采取手术的方式做胆汁的内引流,即绕过梗阻部位,做胆管或胆囊空肠的吻合术。

## 胰腺癌切除后复发或转移怎么办?

胰腺癌原发肿瘤经手术切除后,如随访时发现复发或转移,一经确诊,我们仍然建议患者积极就医,接受相应治疗。

如果诊断为原位复发,身体一般情况尚可,应考虑再次手术,以切除复发的瘤体。已有部分研究表明,此时手术切除复发灶,其生存时间较仅行姑息性手术、单纯接受化学治疗的患者要长。此外，合并肝转移、肺转移的部分患者可接受手术，切除胰腺局部复发灶及相关转移灶。有研究称，这种治疗方式与仅行化学治疗相比，能延长患者生存时间。因此，术后发现复发或转移，首先应积极就诊，由专科医生评估患者全身情况，把握再次手术的指征。再次手术并非胰腺癌术后复发或转移的绝对禁忌，然而值得注意的是，不是所有的复发病灶、肝转移灶、肺转移灶均可切除，这些应由专科医生判断，切莫一概而论。

除手术外，化学治疗和放射治疗也是胰腺癌术后复发的重要治疗手段。原切除部位存在局部复发的患者可考虑接受化学治疗，或在诱导化学治疗之后再进行立体定向放射治疗。目前临床上常用的化学治疗策略包括吉西他滨单药方案、FOLFIRINOX 方案等。各种方案均有利弊，例如有研究称，尽管 FOLFIRINOX 方案延长了胰腺癌术后发生转移的患者的生存期，但诸如中性粒细胞减少、发热、恶心、呕吐等化学治疗不良反应的发生率较吉西他滨单药方案多。因此，具体的化学治疗方案还应由专科医生根据患者的实际情况加以定夺，如果某种方案无效，也可能会换用其他方案。

如果术后发现存在转移性病变，无论是否伴有局部复发，治疗方式应取决于从完成术后辅助治疗到发现转移之间的时长。如果这个时间段少于 6 个月，可以选择替代性化学治疗；如果长于 6 个月，则可以考虑全身治疗。

我们推荐有条件的患者参加正规医院的临床试验。此外，即使无法进行手术或放射治疗、化学治疗，姑息性治疗和最佳支持治疗也应予以考虑，特别是针对功能状态差的患者。接受放射治疗、射频消融等辅助治疗，可能在延缓胰腺癌复发进程及改善患者预后方面有一定的作用。治疗方式的选择应参考患者具体病情及实际经济能力。

## 胰腺癌是否需要化学治疗？

胰腺癌是恶性程度极高的肿瘤。胰腺癌的发病率在我国呈逐年上升的趋势，已位列所有恶性肿瘤发病率的第七位。目前手术仍是治愈胰腺癌的唯一方法，但确诊后只有不到20%的患者拥有手术切除的机会。除了手术之外，化学治疗也是胰腺癌治疗的重要手段之一。无论是围术期化学治疗还是晚期胰腺癌的姑息性化学治疗，都是胰腺癌治疗不可缺少的部分。

1. 围术期化学治疗

（1）术前化学治疗：术前化学治疗又称新辅助化疗，其目的在于术前杀伤部分肿瘤细胞，使肿瘤缩小更利于切除，减少已经存在的微小转移灶，增加根治性手术切缘的概率。通过能否接受手术可将胰腺癌分为可切除、可能切除及局部晚期不可切除。在美国进行的Ⅱ期临床研究表明，针对可切除的早期胰腺癌，术前化学治疗无明确获益，所以对于可切除的肿瘤患者术前化学治疗存在争议。术前化学治疗主要针对可能切除的肿瘤患者。在一项回顾性临床研究中，术前化学治疗能使1/3可能切除的患者达到根治性切除，且最终行手术切除的患者生存时间较未手术切除的患者延长8个月，长的可达近2年。术前化学治疗的最佳方案目前还不十分确定，通常采用以吉西他滨为主的联合方案，体力状态不佳的患者可以采用吉西他滨单药化学治疗。

（2）术后化学治疗：术后化学治疗又称辅助化疗，其目的在于手术后进一步杀灭肿瘤细胞，减少复发和远处转移的机会，从而提高治愈率。许多临床研究均显示，术后辅助化疗可以延长根治性胰腺癌术后的无复发生存时间和总生存时间。ESPAC-4随机Ⅲ期临床研究显示，吉西他滨和卡培他滨联合化学治疗对比吉西他滨单药治疗可显著延长胰腺癌患者根治术后的总生存时间。联合化学治疗组总生存时间为28个月，而单药吉西他滨组的总生存时间为25.5个月。目前可用于胰腺癌术后辅助化疗的方案包括吉西他滨+卡培他滨、吉西他滨单药、5-氟尿嘧啶/亚叶酸钙。JASPAC 01为多中心的随机对照临床研究，比较替吉奥和吉西他滨在胰腺癌术后辅助化疗的疗效和安全性，结果显示，替吉奥组的2年生存期显著高于吉西他滨组（70%对53%），并且生活质量明显改善。基于此，我国亦将替吉奥单药作为胰腺癌术后辅助化疗选择。

2. 晚期胰腺癌的姑息性化学治疗

（1）一线化学治疗

吉西他滨单药：1997 年，Burris 发表的随机Ⅲ期临床研究结果，有力证明了吉西他滨单药为晚期胰腺癌一线化学治疗的标准药物。试验首要终点为临床获益率（CBR），吉西他滨单药组明显优于 5-氟尿嘧啶单药组，且吉西他滨单药组总生存时间优于 5-氟尿嘧啶单药治疗组。现在吉西他滨单药仍是晚期胰腺癌的标准治疗方案之一。

替吉奥单药：在日本和中国台湾进行的Ⅲ期临床研究中，胰腺癌患者分为替吉奥单药组、吉西他滨单药组及替吉奥 + 吉西他滨联合组。研究首要终点指标为总生存期，替吉奥单药为 9.7 个月，吉西他滨组为 8.8 个月，联合组为 10.1 个月。本研究证实，替吉奥与吉西他滨治疗获得了相似的生存情况，而联合组与吉西他滨单药相比总生存期无显著延长。

清蛋白结合型紫杉醇联合吉西他滨方案：清蛋白结合型紫杉醇是新一代靶向肿瘤的紫杉类药物，研究证实，其联合吉西他滨的疗效优于吉西他滨单药。随机Ⅲ期研究（MPACT）中，861 例转移性胰腺癌患者随机分为两组，清蛋白结合型紫杉醇联合吉西他滨或吉西他滨单药。结果显示，清蛋白结合型紫杉醇联合吉西他滨对比吉西他滨单药的总生存期分别为 8.5 个月和 6.7 个月，无进展生存期分别为 5.5 个月和 3.7 个月，客观有效率分别为 23%和 7%。联合化学治疗组未增加严重的不良反应。

FOLFIRINOX 方案：另一个三药联合的方案 FOLFIRINOX 也被证实优于吉西他滨单药，而且是首次证实不含吉西他滨的方案与吉西他滨单药相比带来更大的生存获益，但三药联合带来的 3~4 级不良反应也显著增加：3~4 级血液学毒性发生率为 68%，其中中性粒细胞下降发生率为 45.7%；3~4 级非血液学毒性发生率为 73.7%，其中乏力、呕吐和腹泻发生率最高，分别为 23.6%、14.5%和 12.7%。目前该三药联合方案已经成为晚期胰腺癌一线治疗的推荐方案，但是由于不良反应发生率较高，选择合适的患者应用并密切监测不良反应非常重要。

（2）二线化学治疗

晚期胰腺癌二线化学治疗目前并无标准方案。回顾性研究表明，对于胰腺癌患者，二线化学治疗较支持治疗更有利于延长患者生存时间，化学治疗组总生存时间达 6 个月，而最佳支持治疗组仅为 2.8 个月。此外，当疾病缓解时间<6 个月，一线以 5-氟尿嘧啶为基础的化学治疗，二线则可考虑以吉西他滨为基础，反之也适用。当疾病缓解时间>6 个月，可考虑继续行原方案治疗。

# 第五章

# 胰腺癌围术期管理

## 手术前要做什么准备？

胰腺手术十分复杂，而且切除范围广、创伤大，所以术前准备十分重要。

1. 手术备皮

患者应该在术前一天或者手术当天进行皮肤清洁和消毒，范围一般上至双乳头连线，下至耻骨联合上缘，两侧至腋中线，包括剃除毛发、清洁皮肤。

2. 胃肠道准备

一般禁食 12 小时，禁水 4~6 小时，手术前一天晚上清洁灌肠。这些准备的目的是为了防止全麻后误吸，以及胃肠道内容物影响手术操作，污染腹腔，造成难以控制的腹腔感染。

3. 术前功能锻炼

患者应于术前开始训练深呼吸和咳嗽，以利于术后排痰，降低肺部感染的发生率。

4. 训练床上肢体运动和床上排尿

由于术后恢复期有一段卧床时间，为预防静脉血栓，应鼓励患者适当翻身和肢体活动，术前就应该开始相关训练。术后患者常因腹部切口疼痛，难以自如排尿，容易形成尿潴留，所以建议提前开始适应床上排尿。

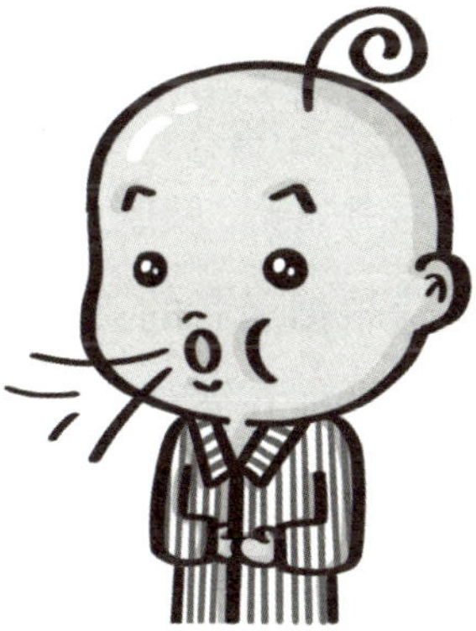

深呼吸

医护人员应该对患者及家属进行术前宣教，要求患者戒烟，停用抗凝药，在术前排尿，取下义齿，女性患者最好避开生理期。

## 胰腺癌患者围术期需要什么营养支持？

胰腺癌发病隐匿、病因不明，大多数胰腺癌患者确诊后，因局部进展或转移而无法行手术治疗。只有少数患者可以行手术治疗，但这些患者5年生存率也非常低。目前胰腺癌的治疗原则是：早期胰腺癌以外科根治性手术治疗为主，中晚期胰腺癌以多种手段综合治疗为主。那么针对早期胰腺癌行手术治疗，围术期如何保证营养供给呢？

营养支持是20世纪现代外科学的重要进展之一。围术期营养支持主要适用于营养不良、摄入不足、消化道功能障碍、高代谢状态、术后肠功能恢复缓慢及1周以上仍不能正常进食或术后出现并发症的患者。恶性肿瘤患者围术期给予营养支持可以有效地改善患者的营养状况，提高机体免疫功能，促进手术后康复，提高手术疗效。

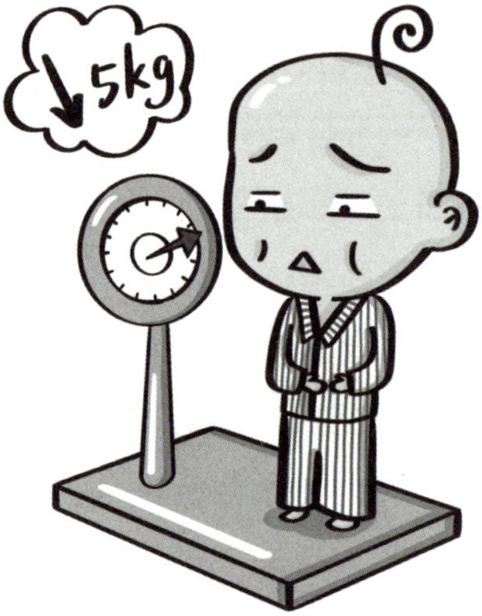


胰腺癌患者中85%伴有营养不良和体重下降。有效的营养支持不仅可以提高患者对手术的耐受能力，还可以降低或改变危重症患者的自然病程，降低术后并发症。胰腺癌术前营养支持的方式应根据患者的具体情况进行选择。胃肠道功能正常的患者应首选肠内营养，因为肠内营养最符合生理条件，同时具有增加肠道蠕动、促进胆汁排泄、增加肠道血流、维护肠黏膜屏障、减少肠道内细菌过度生长、防止细菌移位、费用低廉等优点。肠内营养可以通过口服、鼻胃管、鼻空肠营养管的途径给予。具体选择什么样的途径应根据患者的自身情况进行选择。

## 胰腺癌患者应该如何选择肠内营养制剂？

肠内营养制剂应根据患者的具体情况进行选择。对于一般患者可选含膳食纤维的整蛋白型肠内营养剂，具有刺激结肠黏膜增生、保护肠黏膜屏障、改善糖耐量、双向调节肠道运动功能的作用。对于肝功能良好、脂肪耐受良好的患者，可选用低碳水化合物、高脂肪及含膳食纤维、脂肪酸、核苷酸、中链氨基酸的肿瘤专用营养制剂。对于合并糖尿病的患者，可选用含有低碳水化合物、淀粉、果糖、膳食纤维的糖尿病专用制剂。对于消化道功能障碍或存在机械性梗阻、无法耐受肠内营养的患者，应进行肠外营养。

肠外营养选择应根据营养液的渗透压、应用时间及患者的全身情况选择输注。肠外营养中应该注意适当降低葡萄糖的供给，注意血糖波动，适时、适量使用胰岛素控制血糖在正常范围，减少肠外营养相关并发症的发生。脂肪乳可提供较高的热量及必需脂肪酸，在营养治疗中非常重要。对于肝功能受损的黄疸患者，因其氨基酸代谢会受到影响，我们应选择支链氨基酸含量高的营养制剂以减轻肝脏负荷。因为过量输注普通氨基酸，会加重肝脏损害。此外，维生素（尤其是脂溶性维生素）、微量元素等的补充对于胰腺癌患者也非常重要。

对于可行胰腺癌切除术的患者，过去术后常常早期开始采用全肠外营养（TPN）支持的方法，以减少胰液、胆汁、胃肠道消化液的分泌，降低术后胰瘘、胆瘘、胃肠道吻合口瘘的发生率。目前，随着手术技巧、吻合技术及对疾病认识的提高，提倡术后早期肠内营养配合肠外营养的支持方案。对患者进行早期肠内营养，尤其是对于高龄、合并糖尿病、消化道梗阻等胃瘫高危因素的胰腺癌患者。肠内营养输注应遵守由少到多、由慢到快、由稀到浓的循序渐进原则，可以大大减少肠内营养不良反应的发生。术后早期肠内营养配合肠外营养可以有效改善患者的营养状况，促进胃肠道功能恢复；保护肠道黏膜屏障，防止细菌移位；促进胃肠道激素分泌，避免 TPN 相关严重并发症。

## 胰腺癌术后会出现哪些并发症？如何处理？

胰腺癌手术复杂，切除脏器多，涉及血管多，周围解剖关系复杂，手术时间较长，部分患者术前合并梗阻性黄疸，致使胰腺癌手术成为普通外科最复杂、最大的手术之一。最典型的胰十二指肠切除术总的并发症发生率达60%以上，下面简单介绍一下最常见的并发症。

1. 胰瘘

胰瘘是胰腺癌根治术最常见的并发症，被称为胰腺手术的“阿喀琉斯之踵”。胰瘘显著增加了胰腺术后腹腔感染、术后出血（PPH）、术后胃排空延迟（DGE）的发生率，增加术后重症监护室（ICU）的入住时间及住院时间。由于早期缺乏统一的诊断标准，各研究中心报道的胰瘘发生率差异很大，综合国内外报道，其发生率为15%~40%。为了便于国际学术交流，2005年国际胰瘘研究小组规定，只要术后3天引流液淀粉酶超过3倍血清值，即定义为胰瘘。

根据胰瘘对患者住院过程的临床影响，分为3级。A级胰瘘：又称为“生化胰瘘”，术后腹腔引流超过3天但未超过3周，无腹腔感染征象，无须特殊治疗。B级胰瘘：腹腔引流时间超过3周或者发生腹腔感染，需要改变处理策略或调整临床路径，但一般不需要侵入性手段进行干预。C级胰瘘：需要手术或介入治疗，防止出现死亡等严重事件。

胰瘘的预防：针对危险因素进行预防，能够有效减少术后胰瘘发生率。①术前对患者进行急性生理与慢性健康状况评分（APACHE Ⅱ评分）和体力状况评估（ECOG评分），综合评估患者手术耐受能力。②积极纠正各种失衡状态，降低手术风险。③术前减黄有争议。胰头癌患者常合并有梗阻性黄疸，导致肝功能损伤，凝血机制异常，从而增加了术后胰瘘、出血等并发症的发生率，因此，术前减黄也被认为可能减少胰腺癌术后并发症。④术前有效评估手术可行性，制定手术方案，避免盲目探查导致的胰腺损伤及术中出血增多。⑤胰腺手术专业化，控制手术时间。⑥不强调统一的重建或吻合方式，应该基于个人经验，选择熟悉的术式，提高吻合质量。

胰瘘的治疗：胰瘘的治疗包括非手术治疗和手术治疗，在未合并出血和感染的前提下，首选保守治疗，绝大多数胰瘘患者可通过非手术治疗而治愈。非手术治疗包括：①保持引流通畅，这是胰瘘愈合的前提；②积极控制感染，多数临床胰瘘（B 级或 C 级）合并感染，应该通过细菌培养，有针对性地选用抗生素；③饮食控制和营养支持，适当禁食有利于瘘管的愈合，可以考虑使用全胃肠外营养，如果禁食时间较长，可考虑于远侧空肠进行肠内营养；④维持水电解质平衡，高流量胰瘘每天丧失大量碱性胰液，易致水电解质和酸碱平衡紊乱，应予纠正；⑤生长抑素及其衍生物预防和治疗胰瘘的价值，生长抑素可以抑制胰液分泌，理论上可以减少胰瘘的发生。

对于 A 级胰瘘，一般不需要特别处理，通过延迟拔除引流管即可。B 级胰瘘通常需要饮食控制和营养支持;有感染征象者，需要使用抗生素，引流不畅者，需要重置或调整引流管;也可使用生长抑素类似物;多数患者可以带管出院。对于 C 级胰瘘，临床干预应该更加积极，保持患者禁食，全肠外或肠内营养，静脉使用抗生素，使用生长抑素类似物，在 ICU 接受治疗。胰周液体积聚，需要 CT 或超声引导下经皮穿刺引流，患者需要延长住院时间。对于临床症状恶化，合并脓毒症和器官功能障碍的患者，需要手术干预。

2. 出血

术后出血是胰十二指肠切除术后最严重的并发症。尽管发生率较低，文献报道为 2%～8%，但是往往造成严重的后果，合并出血患者的相关死亡率为 18%～38%。

根据出血部位，分为腹腔内出血和消化道出血。腹腔内出血主要来自腹腔内动静脉断端、手术创面、假性动脉瘤等部位的出血；消化道内出血主要来自胰肠（或胰胃）、胆肠、胃肠吻合口或应激性溃疡出血。根据出血时间，分为早期出血和迟发性出血。术后 24 小时以内发生的出血称为早期出血，多因术中止血不确切、术后结扎线（吻合钉）脱落等技术性因素或凝血功能异常等引起。术中确切止血，关腹前仔细检查手术野能有效预防。24 小时以后发生的出血称为迟发性出血，多继发于吻合口漏、腹腔内感染，及时处理吻合口漏和腹腔内感染是预防迟发性出血的关键。根据严重程度，分为轻度和重度出血。

术后出血的治疗：早期轻度出血可考虑非手术治疗，同时密切观察患者临床表现；对于手术治疗后出血加重或中重度早期出血，建议手术治疗。如为消化道出血，应首选内镜治疗，内镜止血失败则再次行手术止血。对于迟发性出血患者，可选择介入治疗或外科手术止血。介入治疗创伤小，定位准确，可通过栓塞血管而止血，但可能产生假阴性结果；而且血管栓塞可致实质性脏器缺血。手术止血为经典的治疗手段，但是创伤大、手术风险及难度较大，还可能导致新的出血。至于两者在术后出血治疗方面孰优孰劣，尚无定论。近年来更多地提倡首先通过介入手段，介入治疗失败后，再积极手术止血。

3. 腹腔内感染

胰腺癌根治术后腹腔内感染发生率为 4%~16%，多由于术后腹腔引流不畅所致，也可继发于胰瘘、胆瘘或腹腔内渗血。

中华医学会外科学分会胰腺外科学组对腹腔感染进行了规范化定义，即手术 3 天后患者出现畏寒、高热、腹胀、肠麻痹等，并持续 24~48 小时，实验室检查显示白细胞计数明显升高、低蛋白血症和贫血，同时影像学检查可见腹腔内液体积聚，即可基本诊断为腹腔内感染。部分患者感染局限且形成包裹，影像学图像中可见边缘清晰的、含有或不含有气体的积液灶，则为脓肿，穿刺抽出液为脓性或液体中查出细菌可以确诊。

胰腺术后腹腔内感染的处理与其他外科感染处理原则相同，除了选择广谱抗生素或根据细菌培养结果应用抗生素、加强营养支持外，还可以选择 CT 和超声引导下的置管引流，部分患者需要再次手术引流。需要注意的是，长期使用广谱抗生素可能导致菌群失调，继发真菌感染，因此，应合理选择抗生素，并联合应用抗真菌药物。

4. 术后胃排空延迟

术后胃排空延迟（DGE）是胰十二指肠切除术后常见的并发症之一，保留幽门的胰十二指肠切除更常见。

国际胰瘘研究小组推荐，在无肠梗阻、吻合口狭窄等机械性因素的前提下，出现以下情况之一者，即可诊断为 DGE：术后置胃管时间超过 3 天；术后超过 7 天不能进食固体食物；拔管后因呕吐等原因再次置管。DGE 目前尚无成熟的治疗模式与方法，主要原则为积极纠正水电解质紊乱；减轻胃肠道症状，如恶心、呕吐、腹痛、腹胀等；积极营养支持；对患者进行心理疏导，鼓励患者早期下床活动。

经积极的保守治疗后症状仍未缓解，即可考虑手术治疗。手术治疗方法主要有胃造瘘、空肠造瘘、胃切除术等。手术治疗有增加新的动力紊乱或加重病情的可能，应严格掌握适应证。

胰腺癌根治术仍然存在比较高的并发症发生率，明确并发症危险因素并针对性预防能够减少并发症。同时，实现胰腺手术专业化、围术期处理规范化，尽力将胰腺癌根治术风险降至最低。

## 胰腺癌患者的护理需要注意什么？

患者手术后返回病房时麻醉尚未完全清醒，意识处于模糊状态是正常的，家属不要过于紧张。为了能更直接地观察患者的病情变化，护士会为患者使用心电监护仪，同时为患者吸氧。吸氧时需要注意：①氧气是易燃易爆气体，不要在病房内使用明火；②氧气流量不能随意调节，不适当的氧流量不仅不能起到治疗的作用，甚至会损害患者的健康。

在患者麻醉清醒前，患者须去枕平卧，头偏向一侧。如果感觉有呕吐物，一定要及时吐出，以免发生误吸。当患者完全清醒后（6~8 小时后）可为患者垫上枕头。手术后第二天，家属可为患者摇高床头，帮助患者取半卧位。这样既可以减轻腹部切口张力，减轻疼痛，还有利于呼吸和咳痰。待麻醉作用消失后，如出现难以忍受的疼痛，要及时向护士反映，护士会根据医嘱使用止疼药，尽量减轻患者的疼痛。

患者术后身上会有一些“管路”，包括静脉输液管、胃管、尿管、腹部引流管等。这些管路都很重要，请家属不要随便移动，以免导致管路脱出。同时还需要注意：①保持管路通畅，不扭曲、打折、压迫、拖拽管路；②不要随意调节输液速度；③护士会定时巡视患者的管路情况，观察患者的尿量、引流液量、输液情况，但是如果在这期间，你发现患者的引流液突然增多，颜色鲜红，请及时通知护士；④主治医生会根据患者引流液的量、颜色、性质和身体的恢复情况决定拔管的时间。

手术当日患者需要禁食、禁水，如觉得口干，可以用湿毛巾湿润嘴唇，但不可以喝水。待医生拔除胃管后须遵医嘱喝水，吃少量流食，以后遵医嘱逐渐吃半流食、软食、干饭等。但是要特别注意，一些易引起腹胀的食物不宜多吃，如甜食、牛奶等。

当患者可以进食，体力逐渐恢复后，还应注意在保证营养充足的基础上，加强对患者血糖的监测。因胰腺术后对血糖的调节功能下降，要根据血糖结果调整胰岛素的用量，并掌握好使用胰岛素的时间及方法，防止发生低血糖。当监测血糖正常或控制稳定后，可以允许患者增加淀粉类食物的摄入。如果血糖控制不佳或波动明显，则需要在控制碳水化合物摄入的基础上加上药物调控以保持血糖稳定。

## 胰腺癌患者术后饮食需要注意什么？

胰腺癌手术患者由于术后有多处胃肠吻合口，留置胃管时间长（一般 5 天左右），于术后排气后拔除胃管，然后可尝试少量饮水，逐步给予流食、半流食，直至正常饮食。

1. 饮食原则

（1）以精蛋白、高碳水化合物（血糖正常）、高维生素、限制脂肪的饮食为原则。

（2）以进食后不恶心、呕吐，腹部不胀，排便通畅为标准。

（3）少食多餐，逐渐增加，进食次数以5～6次为宜。除每日三餐外，每餐间加餐一次，进食宜七分饱为宜。

（4）按照水分、清流、流食、半流食、软食、普食序贯进食。

2. 注意事项

（1）在保证营养充足的基础上，适当控制脂类和蛋白质的摄入。过多的脂肪和蛋白质摄入会增加残余胰腺的负担，导致消化不良和腹泻。

（2）胰腺术后对血糖调节功能下降的患者，应注意监测患者的血糖、尿糖，根据其结果调整胰岛素的用量，掌握好使用胰岛素的时间及方法，防止发生低血糖。

（3）监测血糖正常或控制稳定，可以允许增加淀粉类食物的摄入。如果血糖控制不佳或波动明显，可在控制碳水化合物摄入基础上加用药物以保持血糖稳定。

3. 饮食禁忌

忌油腻及高动物脂肪食物，忌暴饮暴食、饮食过饱，忌烟、酒及辛辣刺激性食物，忌食霉变、烟熏、腌制食物，忌坚硬、黏滞不易消化的食物，忌食生、冷、硬、辣、过热的食物，少食煎、炒、烹、炸食品。

4. 食物性状分类

（1）水分：温开水，拔除胃管后开始饮用，但需得到主治医生的允许，总量<500mL。

（2）清流：大米汤、豆浆、果汁。

（3）流食：藕粉、大米稀粥、芝麻糊、蛋羹、面条汤、蔬菜汤、肉汤、鱼汤、鸡汤、排骨汤、蜂蜜。

（4）半流食：烂面条、大米粥、肉松、蔬菜泥、肉泥（鱼肉、鸡肉、猪肉）、果泥、麦片粥、豆腐脑。

（5）软食：蔬菜（蒸、炖、熬）、肉类（蒸、炖、熬、煮）、豆腐、煮鸡蛋等。

5.食物成分分类

（1）蛋白质类包括猪肉、牛、羊肉类，鱼类、禽肉类、豆类和豆制品类，乳制品。无论动物蛋白还是植物蛋白，主要提供的均为蛋白质、B族维生素和微量元素。

（2）碳水化合物指主食，即米饭、馒头、面条、粥、饼等，主要提供 B 族维生素、铁质等。

（3）脂肪类包括食用油、贝类、花生、核桃、芝麻、油酥等，主要提供能量及必需脂肪酸，以及部分脂溶性维生素。

（4）蔬菜和水果可以提供维生素、纤维素及矿物质、水分。

# 第六章

# 胰腺神经内分泌肿瘤

## 什么是胰腺神经内分泌肿瘤?

随着人们对胰腺神经内分泌肿瘤(pNEN)的认识不断深化,近年来发病率日益升高,也越来越受到大家的重视。其在胰腺原发肿瘤中约占3%,并不罕见。胰腺神经内分泌肿瘤类型复杂,并且除胰岛素瘤外,50%以上的胰腺神经内分泌肿瘤属于恶性肿瘤,因此我们单独列出此章为大家介绍。

通常我们根据患者有无临床症状及激素水平情况,将胰腺神经内分泌肿瘤分为无功能性和功能性,无功能性 pNEN 占 75%~85%,功能性 pNEN 约占 pNEN 的 20%。大部分 pNEN 是散发和无功能性的,患者多因肿瘤局部压迫症状或体格检查时发现;部分患者因肝脏及其他部位的转移,进一步检查发现原发病灶。而功能性 pNEN 常表现为激素相关的症状,如低血糖、多发性消化性溃疡、腹泻等,临床上通常较早发现。胰岛素瘤和胃泌素瘤是最常见的功能性 pNEN,其他较为少见的是胰高血糖素瘤、血管活性肠肽瘤、生长抑素瘤等。

但仍然有少部分 pNEN 是属于遗传性神经内分泌肿瘤,如多发性神经内分泌肿瘤Ⅰ型(MEN-Ⅰ)和 von Hippel-Lindau 综合征。这类患者一般较年轻,家族中或本人也有其他神经内分泌肿瘤的病史。

## 胰腺神经内分泌肿瘤如何确诊?

pNEN 的诊断包括定性诊断和定位诊断。定性诊断最常用的方法就是穿刺活检,但是对于能够切除的胰腺肿瘤,也不一定要取得病理证据。

除去病理活检结果以外,很多辅助化验和检查也能够帮助我们明确诊断。生化指标,比如血清学指标有嗜铬粒蛋白 A(CgA)和神经元特异性烯醇化酶(NSE),两者的异常升高通常提示可能有神经内分泌肿瘤。那么对于功能性 pNEN 来说,激素水平的异常,可以帮助我们判断肿瘤的状态。

影像学检查（如增强 CT 和 MRI）对 pNEN 有重要的诊断价值。pNEN 属富血供肿瘤,也就是说肿瘤的营养比正常组织要好,增强程度通常高于正常胰腺组织。

通过以上的检查化验明确诊断以后,肿瘤的位置、大小和周围的关系如何成为我们迫切需要知道的信息呢？我们有 CT、MRI、造影和超声等手段,但是最常用的就是术前的超声内镜定位。通过超声内镜定位我们不仅可以了解以上信息,还可以评估手术治疗的可行性,为手术方案提供信息。

## 胰腺神经内分泌肿瘤如何治疗？

pNEN 作为肿瘤的一种,同样需要对具体情况进行评估,按照 NCCN 指南治疗。对于 pNEN 来说,目前达成的共识是以手术治疗为主,辅以化学治疗、生物治疗及对症治疗的综合治疗。

手术仍然是 pNEN 的首选治疗方式。

对于局部可以切除的 pNEN 来说,胰岛素瘤和直径 >2cm 的无功能性 pNEN,通过肿瘤摘除或局部切除就可以解决问题。对于直径 >2cm 或有恶性倾向的 pNEN,除手术切除肿瘤外,必要时可切除相邻器官,并清扫区域淋巴结。

对于那些局部复发肿瘤、远处转移瘤或不可切除的 pNEN,我们通过综合治疗后转化为可切除的肿瘤时,如果患者身体状况允许,可以手术切除。

对于那些不可切除的 pNEN 来说，减瘤术或姑息性原发灶切除术虽然不能延长患者生命,但是可以减轻患者的痛苦,控制症状,让患者有较好的生活质量。

除手术治疗外,我们还有多种多样的治疗手段来救助患者。比如,对于肝转移的晚期 pNEN 患者来说,我们可以利用射频消融、动脉栓塞化学治疗、选择性内放射治疗等局部治疗手段，用于控制肝转移灶，减轻肿瘤负荷，减少激素分泌，从而改善患者的生活质量。

同时，有一系列药物可以提供一定的帮助。比如，生长抑素类药物，虽然有效率不高，但疾病控制率可以达到 50%~60%；分子靶向药物舒尼替尼和依维莫司对晚期和转移性 pNEN 具有较好的疗效，患者具有较好的耐受性；链脲霉素联合 5-FU 和（或）表柔比星也可以作为 pNEN 的化学治疗药物进行治疗，治疗证据充分，但是有效率为 35%~40%。

由此可见，在 pNENs 的治疗上，我们有相当多的“武器”。对于 pNEN 我们还是要积极治疗，不要轻易放弃！

几种常见 pNEN 的外科治疗方案如下。

首先是胰岛素瘤。胰岛素瘤是发生在胰腺的最常见的功能性 pNEN，发病率为（1~3）/100 万，发病年龄多为 50~60 岁，女性多于男性，胰岛素瘤多为良性。

通常胰岛素瘤是通过外科治疗的。对于位置表浅、直径较小（<2cm）的肿瘤，可行摘除术；对于胰体尾的肿瘤，可以采取胰体尾切除，术中根据脾脏血供情况决定是否保留脾脏；胰头和钩突部的肿瘤可行保留十二指肠的胰头切除，保留幽门的胰头十二指肠切除或胰十二指肠切除术。

其次是胃泌素瘤。胃泌素瘤发病率为（0.1~15）/100 万。在我国胃泌素瘤的发病率居胰腺神经内分泌肿瘤的第 3 位。胰腺胃泌素瘤多位于胰头及钩突部，直径常 >2cm，多为恶性。

对于胃泌素瘤患者，如无明显手术禁忌证，应积极手术治疗，以求治愈。胰头部表浅、单发的肿瘤可行肿瘤摘除术；如果肿瘤较深、有浸润性表现则应行胰十二指肠切除术；胰体尾的单发肿瘤应行胰体尾切除术，同时存在多发胰腺胃泌素瘤的患者，可实施胰十二指肠切除术。

最后是无功能性 pNET。绝大多数 NF-pNET 如无明显手术禁忌证都应积极手术治疗。根据 NCCN 指南，术式的选择依据肿瘤的大小、部位决定。如果肿瘤直径 <2cm，则根据部位不同，行肿瘤摘除术、胰十二

指肠切除术、胰体尾切除术或胰腺节段切除术，可以附加或不附加淋巴结清扫；但如果肿瘤直径 >2cm，则恶性可能性较大，需行胰十二指肠切除术或胰体尾切除 + 脾切除术，且必须加以淋巴结清扫。

整体来讲，外科手术切除是 pNET 的首选治疗手段，并且可以获得一定的效果。这样的疾病还是要寻求外科的治疗。

# 第七章

# 胰腺囊性肿瘤

## 什么是胰腺囊性肿瘤？能“变坏”吗？

随着公众健康意识的不断增强，越来越多的胰腺囊性肿瘤在偶然体检中发现。胰腺囊性肿瘤是指以囊性肿瘤病变为特征的胰腺肿瘤，其在人群中的发病率约为 2%，并不是罕见疾病。胰腺囊性肿瘤主要分为四类，分别是浆液性囊性肿瘤、黏液性囊性肿瘤、胰腺导管内乳头状黏液性肿瘤及实性假乳头状瘤。

对于浆液性囊性肿瘤而言，其恶变风险很低；然而对于胰腺导管内乳头状瘤特别是主胰管型，以及实性假乳头状瘤而言，其恶变风险很高，应注意定期复查和采取早期干预措施。除此之外，对于囊肿＞3cm，囊肿内有实性成分，主胰管扩张以及出现 CA19-9 水平升高等表现时，应警惕胰腺囊性肿瘤发生恶变。

大部分胰腺囊性肿瘤患者没有特异的症状，多数患者往往没有表现任何症状，仅偶有腹痛，腹胀等腹部不适。然而，若出现反复发作的急性胰腺炎或者慢性胰腺炎病史，同时合并有糖尿病、上腹痛、恶心、呕吐、食欲缺乏、体重减轻等表现，应予以高度关注，警惕恶性胰腺囊性肿瘤可能。

## 胰腺囊性肿瘤容易恶变吗？

胰腺导管内乳头状黏液性肿瘤（IPMN）首次报道于 1982 年，被认为是最容易恶变的胰腺囊性肿瘤，分为主胰管型和分支胰管型，其中主胰管型恶变风险较高，临床上一经发现应予以早期干预。以往 IPMN 被视为是一种罕见疾病，但随着 CT、MRI 及超声内镜技术的发展，近 10 年来临床诊断的病例数迅速增加。IPMN 占胰腺囊性肿瘤的 20%～50%，占胰腺外分泌肿瘤的 1%～3%。在不同性别之间，IPMN 的发病率基本持平，而对于吸烟、糖尿病及有胰腺导管腺癌家族史的人群而言，其患病风险较高。手术治疗目前是 IPMN 的首要治疗手段。

1. 临床表现

IPMN 患者通常没有明显的临床症状，往往是在体检或因其他疾病进行检查时发现。临床上一些患者会有非特异性症状，例如上腹部疼痛、恶心、呕吐、食欲缺乏、体重减轻等；部分患者特别是分支型患者可有胰腺炎样症状。在已发生恶变的患者中，糖尿病更为常见，因此，不明原因的胰腺炎或合并糖尿病的患者应提高警惕，避免延误治疗时机。

2. 诊断

肿瘤标志物的升高是提示 IPMN 的征象之一，但临床上只有约 20% 的 IPMN 患者会出现 CEA 和 CA19-9 升高，所以往往需要借助影像学检查来诊断。CT、磁共振胰胆管成像及超声内镜引导下细针穿刺活检是用于诊断的常规手段。当发现存在以下征象时，应考虑肿瘤恶变的可能：①囊肿直径＞3cm；②强化壁结节 <5mm；③囊壁增厚或强化；④主胰管扩张 5 ~ 9mm；⑤主胰管直径突然改变伴远端胰腺萎缩；⑥周围淋巴结肿大；⑦CA19-9 水平升高；⑧胰腺囊肿生长速度大于每两年 5mm。

3. 治疗

目前大多数观点认为，对于无高危恶变因素的分支型 IPMN，疾病发展过程非常缓慢，可行长期随访观察；对于身体条件允许的主胰管型 IPMN 及符合手术指征的分支型 IPMN 患者，应进行综合性、个体化的临床决策，考虑外科手术治疗；对于已经确定为恶性的 IPMN，手术是主要治疗手段。对于恶性 IPMN，在术前往往已通过超声、CT、MRI 及超声内镜确定了病变的范围大小，故可根据病变部位及范围选择相应的术式，包括胰十二指肠切除术、胰腺远端切除术或全胰腺切除术加淋巴结清扫等。因大多数 IPMN 位于胰头，故最常见的术式为胰十二指肠切除术。术中一般需要术中切缘冰冻切片检查，以确定肿瘤的范围及是否需要进一步手术切除。

4. 预后

IPMN 患者术后整体预后良好，3 年生存率高达 60% ~ 80%，5 年生存率为31%～62%。由于主胰管型IPMN的恶变可能大于分支型IPMN，故分支型IPMN的预后优于主胰管型IPMN。同时肿瘤的浸润程度、病理分级、切缘阳性或阴性、是否出现淋巴结转移、转移的淋巴结数目、是否有神经浸润及脉管瘤栓等，都对患者的预后造成影响。此外，有研究指出，接受手术切除的IPMN患者术后约有30%发生了糖尿病。IPMN患者在接受手术后，需要长期定期规律复查。

## 胰腺囊性肿瘤好发于年轻女性吗？

胰腺实性假乳头状瘤是一种少见的胰腺外分泌肿瘤，由Frantz医生于1959年首次报道，WHO于2010年将其正式命名为胰腺实性假乳头状瘤。本病占胰腺外分泌肿瘤的1%～2%，占所有胰腺肿瘤的0.13%～2.70%。有研究指出，自2000年以来，胰腺实性假乳头状瘤的发病率增加了7倍，可能与影像学的进步及临床医生对本病认识的提高有关。胰腺实性假乳头状瘤好发于20～40岁的年轻女性，平均发病年龄为22岁，男女发病比约为1∶10，男性平均发病年龄较女性晚约5年，且男性患者的恶性程度较女性高，更易发生转移，甚至导致死亡，但其具体发病机制尚不明确。手术治疗仍是首选的根治性手段。

1. 临床表现

大多数患者无明显临床症状，经由体检偶然发现，部分患者可因为触及腹部较大的肿物或因轻微的腹痛、腹胀等不适而就诊。由于无明显症状，大多数患者就诊时肿物已较大。胰腺实性假乳头状瘤多位于胰尾部，其次是胰头和胰体部，也有同时发生于胰头和胰尾的多发病灶。

2. 诊断

增强CT、超声内镜及经内镜逆行性胰胆管造影等检查有助于明确诊断。不推荐术前常规进行穿刺活检。典型的影像学特征为包膜完整的异质性肿物伴有出血、坏死或钙化等，肿瘤中心多为坏死或出血造成的囊性成分，周边为实性成分。当肿瘤比较小时，可表现为实性肿物，而无囊性成分。

3. 治疗

胰腺实性假乳头状瘤多数为良性或低度恶性，仅 10%～15%为恶性。手术是主要治疗手段。手术原则为切除肿瘤的同时，尽可能多地保留胰腺组织；对于具有恶性特征的病变，则要求根治性切除。一般不推荐肿瘤局部剜除，因为会增加肿瘤播散及发生胰瘘的风险。目前主要的手术方式包括胰十二指肠切除术、胰体尾切除术、胰中段切除术、保留十二指肠的胰头切除术、保脾的胰体尾切除术和胰局部切除术。随着腹腔镜技术和器械的进步，近年来有研究显示，采用腹腔镜切除胰腺实性假乳头状瘤是安全可行的，本中心也经常使用腹腔镜或者腹腔镜辅助完成胰腺实性假乳头状瘤切除术。

4. 预后

本病预后良好，手术后很少复发。即使出现转移或局部复发，也可获得较长的生存期。文献报道术后 5 年生存率为 95%，局部复发率不超过 10%，根治性切除后转移发生率约为 2%。增加复发风险的因素包括首次手术时肿瘤转移、邻近器官侵犯、肿瘤体积大、患者年龄小、肿瘤破裂和不完全切除等。淋巴血管浸润、同步转移和肿瘤包膜局部浸润是影响预后的主要因素。但即使存在这些危险因素，只要进行完全切除，患者仍可获得良好的预后。患者需要定期规律地进行复查。

# 参考文献


[1] De Souza A,Irfan K,Masud F, et al. Diabetes Type 2 and Pancreatic Cancer: A History Unfolding[J].JOP,2016,17(2):144–148.

[2] Balachandran VP,Luksza M,Zhao JN, et al.Identification of unique neoantigen qualities in long-term survivors of pancreatic cancer[J].Nature,2017,551(7681):512–516.

[3] Huxley R,Ansary-Moghaddam A,Berrington de Gonzalez A, et al .Type-II diabetes and pancreatic cancer: a meta-analysis of 36 studies [J].Br J Cancer,2005,92 (11):2076–2083.

[4] Li D,Tang H,Hassan MM, et al .Diabetes and risk of pancreatic cancer: a pooled analysis of three large case-control studies[J].Cancer Causes Control,2011,22(2):189–197.

[5] Ben Q,Xu M,Ning X, et al.Diabetes mellitus and risk of pancreatic cancer: A meta-analysis of cohort studies[J].Eur J Cancer,2011,47(13):1928–1937.

[6] Jee SH,Ohrr H,Sull JW, et al .Fasting serum glucose level and cancer risk in Korean men and women[J] .JAMA,2005,293(2):194–202.

[7] Hsu C,Saif MW.Diabetes and pancreatic cancer. Highlights from the "2011 ASCO Annual Meeting". Chicago, IL, USA; June 3–7, 2011[J].JOP,2011,12(4):330–333.

[8] Bao Y,Giovannucci EL,Kraft P, et al .A prospective study of plasma adiponectin and pancreatic cancer risk in five US cohorts[J]. J Natl Cancer Inst,2013,105(2):95–103.

[9] Pannala R,Basu A,Petersen GM, et al.New-onset diabetes: a potential clue to the early diagnosis of pancreatic cancer[J]. Lancet Oncol,2009,10(1):88–95.

[10] Pannala R,Leirness JB,Bamlet WR, et al .Prevalence and clinical profile of pancreatic cancer-associated diabetes mellitus[J].Gastroenterology,2008,134(4):981–987.

[11] Gullo L,Pezzilli R,Morselli-Labate AM.Diabetes and the risk of pancreatic cancer [J].N Engl J Med,1994, 331(2):81–84.

[12] Gullo L,Pezzilli R,Morselli-Labate AM, et al .Diabetes and the risk of pancreatic

cancer[J].N Engl J Med, 1994, 331(2):81–84.

[13] Chari ST, Leibson CL, Rabe KG, et al .Pancreatic cancer-associated diabetes mellitus: prevalence and temporal association with diagnosis of cancer [J].Gastroenterology, 2008, 134(1):95–101.

[14] Permert J, Ihse I, Jorfeldt L, et al .Improved glucose metabolism after subtotal pancreatectomy for pancreatic cancer [J].The British journal of surgery, 1993, 80 (8):1047–1050.

[15] Fogar P, Pasquali C, Basso D, et al .Diabetes mellitus in pancreatic cancer follow-up[J].Anticancer Res, 1994, 14(6B):2827–2830.

[16] Basso D, Millino C, Greco E, et al .Altered glucose metabolism and proteolysis in pancreatic cancer cell conditioned myoblasts: searching for a gene expression pattern with a microarray analysis of 5000 skeletal muscle genes[J].Gut, 2004, 53(8):1159–1166.

[17] Basso D, Brigato L, Veronesi A, et al .The pancreatic cancer cell line MIA PaCa2 produces one or more factors able to induce hyperglycemia in SCID mice [J].Anticancer Res, 1995, 15(6B):2585–2588.

[18] Chari ST, Leibson CL, Rabe KG, et al .Probability of pancreatic cancer following diabetes: a population-based study[J].Gastroenterology, 2005, 129(2):504–511.

[19] Musey VC, Goldstein S, Farmer PK, et al.Differential regulation of IGF-1 and IGF-binding protein-1 by dietary composition in humans [J].Am J Med Sci, 1993, 305 (3):131–138.

[20] Neid M, Datta K, Stephan S, et al .Role of insulin receptor sub-strates and protein kinase C-zeta in vascular permeability factor/vascular en-dothelial growth factor expression in pancreatic cancer cells[J].J Biol Chem, 2004, 279(6):3941–3948.

[21] 牟一平，金巍巍. 腹腔镜手术治疗胰腺癌的现状与展望[J].中华消化外科杂志，2016，15(9):872–877.

[22] 刘仁东，郭世伟，陈胤豪，等. 腹腔镜在胰腺癌诊治中的应用[J]. 中华胰腺病杂志，2017(6): 419–422.

[23] 程国凌. 腹腔镜胰腺中段切除手术体会[J]. 医药论坛杂志，2016(2):113–114.

[24] 杨兴无.胰腺癌的流行病学和病因学机制[J].医学与哲学，2015(36):10–11.

[25] 武赞凯，杜恒锐，王振江，等.胰腺癌流行病学及诊治的研究进展[J].中南大学学报，2017(42):713–719

[26] 方乐平，徐晓燕，姬玉.胰腺癌辅助化学治疗的预后与复发因素分析[J].临床肿瘤学杂志，2017(22):812–816.

[27] 谢宜奎. 胰腺癌的鉴别诊断[J].中国新药与临床杂志，2004(23):175–176.

[28] 马臣，姜永晓，刘曙正，等. 中国胰腺癌发病趋势分析和预测[J]. 中华流行病学杂志，2013,34 (2) :160–163.

[29] 赵玉沛，陈孝平. 外科学[M].3 版. 北京：人民卫生出版社，2015.

[30] 杨珠莹，蔡建庭. ERCP 和 MRCP 及 PTC 在胆胰疾病诊断与治疗中的应用[J]. 国际消化病杂志，2006，26(5):354–356.

[31] Kaltenthaler E, Vergel YB, Chilcott J, et al. A systematic review and economic evaluation of magnetic resonance cholangiopancreatography compared with diagnotic endoscopic retrograde cholangiopanereatography[J].Health Technology Assessment, 2004,8:1–89.

[32] 张安田，刘浔，许振刚. 逆行胰胆管造影对胰腺癌的诊断价值[J]. 中华消化杂志，1988，8(8)：14.

[33] 王存强，高红. CT 及 ERCP 在早期胰腺癌诊断中的应用价值 [J]. 实用医技杂志，2004，11(10):687–688.

[34] LeeGoldman, Schafer A. Goldman's Cecil medicine / 24th ed [M].Elsevier Saunders, 2011.

[35] 张太平，曹喆，赵玉沛.《2015 年美国国立综合癌症网络胰腺癌临床实践指南（V2 版）》外科相关部分解读[J]. 临床肝胆病杂志，2015(5):654–656.

[36] 杨尹默. 胰腺癌外科治疗的现状、存在问题与展望 [J]. 中国普通外科杂志，2016，25(9):1231–1235.

[37] Tempero M A, Malafa M P, Alhawary M, et al. Pancreatic Adeno-carcinoma, Version 2.2017, NCCN Clinical Practice Guidelines in Oncology [J]. Journal of the National Comprehensive Cancer Network Jnccn, 2017, 15(8):1028.

[38] Conroy T, Paillot B, François E, et al. Irinotecan plus oxaliplatin and leucovorin-modulated fluorouracil in advanced pancreatic cancer–a Groupe Tumeurs Digestives of the Fed-eration Nationale des Centres de Lutte Contre le Cancer study [J]. Journal of Clinical Oncology, 2005, 23(6):1228–1236.

[39] Dunschede F, Will L, Von L C, et al. Treatment of metachronous and simultaneous liver metastases of pancreatic cancer[J]. European Surgical Research, 2010, 44(3–4): 209–213.

[40] 王维国，付岚，田伯乐. 胰腺癌术后复发的有关问题及其对策 [J]. 现代临床医学，2016，42(2):142-145.

[41] 吕翼，魏若征，吴河水. 胰腺癌的早期诊断[J]. 临床急诊杂志，2018(3):149-151.

[42] Gullo L，Pezzilli R，Morsellilabate A M. Diabetes and the risk of pancreatic cancer [J]. New England Journal of Medicine，1994，331(2):81.

[43] Pannala R，Leirness J B，Bamlet W R，et al. Prevalence and Clinical Profile of Pancreatic Cancer-associated Diabetes mellitus[J]. Gastroenterology，2008，134(4):981-987.

[44] Chari S T，Zapiach M，Yadav D，et al. Beta-cell function and in-sulin resistance evaluated by HOMA in pancreatic cancer subjects with vary-ing degrees of glucose intolerance [J]. Pancreatology，2005，5(2-3):229.

[45] 肖文斌，刘玉兰. 胰腺癌合并糖尿病 24 例临床分析 [J]. 北京医学，2002，24(5):298-300.

[46] 刘福平，陈彬，于聪慧. 糖尿病与胰腺癌的并存现象和临床诊断策略 [J]. 中国误诊学杂志，2009，9(16):3791-3792.

[47] Rebours V，L é vy P，Ruszniewski P. An overview of hereditary pancreatitis [J]. Dig Liver Dis，2012; 44:8.

[48] Lowenfels AB，Maisonneuve P，Whitcomb DC. Risk factors for cancer in hereditary pancreatitis. International Hereditary Pancreatitis Study Group [J]. Med Clin North Am，2000; 84:565.

[49] Lowenfels AB，Maisonneuve P. Epidemiology and risk factors for pancreatic cancer [J]. Best Pract Res Clin Gastroenterol，2006,20:197.

[50] Lynch SM，Vrieling A，Lubin JH，et al. Cigarette smoking and pancreatic cancer: a pooled analysis from the pancreatic cancer cohort consortium [J]. Am J Epidemiol,2009,170:403.

[51] Nothlings U，Wilkens LR，Murphy SP，et al. Meat and fat intake as risk factors for pancreatic cancer: the multiethnic cohort study[J]. J Natl Cancer Inst,2005,97:1458.

[52] Fuchs CS，Colditz GA，Stampfer MJ，et al. A prospective study of cigarette smoking and the risk of pancreatic cancer[J]. Arch Intern Med,1996，156:2255.

[53] Lucenteforte E，La Vecchia C，Silverman D，et al. Alcohol con-sumption and pancreatic cancer: a pooled analysis in the International Pancreatic Cancer Case-Control Consor-

tium (PanC4)[J]. Ann Oncol, 2012, 23:374.

[54] Turati F, Galeone C, Edefonti V, et al. A meta-analysis of coffee consumption and pancreatic cancer[J]. Ann Oncol, 2012, 23:311.

[55] Larsson SC, Wolk A. Red and processed meat consumption and risk of pancreatic cancer: meta-analysis of prospective studies[J]. Br J Cancer, 2012, 106:603.

[56] Norell SE, Ahlbom A, Erwald R, et al. Diet and pancreatic cancer: a case-control study[J]. Am J Epidemiol, 1986, 124:894.

[57] Howe GR, Jain M, Miller AB. Dietary factors and risk of pancreatic cancer: results of a Canadian population-based case-control study[J]. Int J Cancer, 1990, 45:604.

[58] Arem H, Reedy J, Sampson J, et al. The Healthy Eating Index 2005 and risk for pancreatic cancer in the NIH-AARP study[J]. J Natl Cancer Inst, 2013, 105:1298.

[59] Schernhammer ES, Kang JH, Chan AT, et al. A prospective study of aspirin use and the risk of pancreatic cancer in women[J]. J Natl Cancer In-st, 2004, 96:22.

[60] Caldas C, Hahn SA, Hruban RH, et al. Detection of K-ras mutations in the stool of patients with pancreatic adenocarcinoma and pancreatic ductal hyperplasia [J]. Cancer Res, 1994, 54:3568.

[61] Carreras-Torres R, Johansson M, Gaborieau V, et al. The Role of Obesity, Type 2 Diabetes, and Metabolic Factors in Pancreatic Cancer: A Mendelian Randomization Study[J]. J Natl Cancer Inst, 2017: 109.

[62] Stolzenberg-Solomon RZ, Adams K, Leitzmann M, et al. Adiposi-ty, physical activity, and pancreatic cancer in the National Institutes of Health-AARP Diet and Health Cohort[J]. Am J Epidemiol, 2008, 167:586.

[63] Lauby-Secretan B, Scoccianti C, Loomis D, et al. Body Fatness and Cancer—Viewpoint of the IARC Working Group[J]. N Engl J Med, 2016, 375:794.

[64] Yuan C, Bao Y, Wu C, et al. Prediagnostic body mass index and pancreatic cancer survival[J]. J Clin Oncol, 2013, 31:4229.

[65] Batabyal P, Vander Hoorn S, Christophi C, Nikfarjam M. Association of diabetes mellitus and pancreatic adenocarcinoma: a meta-analysis of 88 studies [J]. Ann Surg Oncol, 2014, 21:2453.

[66] Chari ST, Leibson CL, Rabe KG, et al. Pancreatic cancer-associated diabetes mellitus: prevalence and temporal association with diagnosis of cancer [J]. Gastroenterology,

2008,134:95.

[67] Pannala R, Leirness JB, Bamlet WR, et al. Prevalence and clinical profile of pancreatic cancer-associated diabetes mellitus[J]. Gastroenterology, 2008,134:981.

[68] Duell EJ, Lucenteforte E, Olson SH, et al. Pancreatitis and pancreatic cancer risk: a pooled analysis in the International Pancreatic Cancer Case-Control Consortium （PanC4)[J]. Ann Oncol,2012,23:2964.

[69] Bang UC, Benfield T, Hyldstrup L, et al. Mortality, cancer, and comorbidities associated with chronic pancreatitis: a Danish nationwide matched-cohort study[J]. Gastroenterology,2014,146:989.

[70] Lowenfels AB, Maisonneuve P, Cavallini G, et al. Pancreatitis and the risk of pancreatic cancer. International Pancreatitis Study Group[J]. N Engl J Med,1993,328:1433.

[71] 姚尧,杨红,钱家鸣.胰腺癌与环境、疾病、心理行为因素病例对照临床研究[C]. 2014 中华医学会北京分会消化系病学术年会论文集.北京协和医院,2014:125–126.

[72] National Comprehensive Cancer Network. Clinical Practice Guide-lines in Oncology. Pancreatic Adenocarcinoma[S]. Version1.2016.

[73] Siegel RL, Miller KD, Jemal A. Cancer statistics, 2016[J]. CA Cancer J Clin, 2016, 66(1):7–30.

[74] 张水军,李捷.高强度聚焦超声在肝胆胰脾外科中的应用及展望[J].中华肝脏外科手术学电子杂志,2014, 3(3):136–138.

[75] 严鹏飞,张水军.高强度聚焦超声在治疗胰腺癌疼痛中的应用[J].中华肝脏外科手术学电子杂志,2016,5(5):338–340.

[76] Klein AP. Genetic susceptibility to pancreatic cancer [J]. Mol Car-cinog,2012,51:14.

[77] Schneider R, Slater EP, Sina M, et al. German national case col-lection for familial pancreatic cancer (FaPaCa): ten years experience[J]. Familial Cancer,2011.

[78] Canto MI, Harinck F, Hruban RH, et al. International Cancer of the Pancreas Screening （CAPS）Consortium summit on the management of patients with increased risk for familial pancreatic cancer[J]. Gut,2013,62:339.

[79] Klein AP, Brune KA, Petersen GM, et al. Prospective risk of pancreatic cancer in familial pancreatic cancer kindreds[J]. Cancer Res, 2004,64:2634.

[80] Schneider R, Slater EP, Sina M, et al. German national case collection for fa-

milial pancreatic cancer (FaPaCa): ten years experience[J]. Familial Cancer.

[81] 虞先濬.胰腺癌会遗传吗[J].江苏卫生保健,2017(11):11.

[82] Howes N, Lerch MM, Greenhalf W, et al. Clinical and genetic characteristics of hereditary pancreatitis in Europe[J]. Clin Gastroenterol Hep-atol,2004,2:252.

[83] Jones S, Hruban RH, Kamiyama M, et al. Exomic sequencing identifies PALB2 as a pancreatic cancer susceptibility gene[J]. Science,2009, 324:217.

[84] Roberts NJ, Jiao Y, Yu J, et al. ATM mutations in patients with hereditary pancreatic cancer[J]. Cancer Discov,2012,2:41.

[85] Lowenfels AB, Maisonneuve P, Whitcomb DC. Risk factors for cancer in hereditary pancreatitis. International Hereditary Pancreatitis Study Group[J]. Med Clin North Am,2000,84:565.

[86] Yeo TP, Hruban RH, Brody J, et al. Assessment of "gene-environ-ment" interaction in cases of familial and sporadic pancreatic cancer[J]. Gas-trointest Surg,2009,13:1487.

[87] Tersmette AC, Petersen GM, Offerhaus GJ, et al. Increased risk of incident pancreatic cancer among first-degree relatives of patients with familial pancreatic cancer[J]. Clin Cancer Res,2001,7:738.

[88] Whitcomb DC. Inflammation and Cancer V. Chronic pancreatitis and pancreatic cancer[J]. Am J Physiol Gastrointest Liver Physiol,2004,287:G315.

[89] Brose MS, Rebbeck TR, Calzone KA, et al. Cancer risk estimates for BRCA1 mutation carriers identified in a risk evaluation program[J]. J Natl Cancer Inst,2002,94:1365.

[90] Lynch HT, Deters CA, Snyder CL, et al. BRCA1 and pancreatic cancer: pedigree findings and their causal relationships[J]. Cancer Genet Cy-togenet,2005,158:119.

[91] Giardiello FM, Welsh SB, Hamilton SR, et al. Increased risk of cancer in the Peutz-Jeghers syndrome[J]. N Engl J Med,1987,316:1511.

[92] Giardiello FM, Brensinger JD, Tersmette AC, et al. Very high risk of cancer in familial Peutz-Jeghers syndrome[J]. Gastroenterology,2000, 119:1447.

[93] van Lier MG, Wagner A, Mathus-Vliegen EM, et al. High cancer risk in Peutz-Jeghers syndrome: a systematic review and surveillance recom-mendations [J]. Am J Gastroenterol,2010,105:1258.

[94] Park JG, Park YJ, Wijnen JT, Vasen HF. Geneenvironment inter-action in hereditary nonpolyposis colorectal cancer with implications for diagnosis and genetic testing [J]. Int J

Cancer, 1999, 82:516.

[95] Win AK, Young JP, Lindor NM, et al. Colorectal and other cancer risks for carriers and noncarriers from families with a DNA mismatch repair gene mutation: a prospective cohort study[J]. J Clin Oncol, 2012, 30:958.

[96] Swift M, Morrell D, Massey RB, Chase CL. Incidence of cancer in 161 families affected by ataxia-telangiectasia[J]. N Engl J Med, 1991, 325:1831.

[97] Leonardi G, Marchi S, Falconi M, et al. "PancPro" as a tool for selecting families eligible for pancreatic cancer screening: an Italian study of in-cident cases[J]. Dig Liver Dis, 2012, 44:585.

[98] 赵平，田艳涛.胰腺癌[M].北京：北京大学医学出版社，2006.

[99] 王怀经.奈特解剖学图谱[M].3 版.北京：人民卫生出版社，2005.

# 防癌抗癌新媒体科普平台

## 一、网站

1.中国抗癌协会：

http://www.caca.org.cn/

2.中国抗癌协会肿瘤防治科普平台：

https://www.cacakp.com/

3.中国抗癌协会神经肿瘤专业委员会：

http://www.csno.cn/

4.甲状腺肿瘤网：

http://www.thyroidcancer.cn/

5.中国抗癌协会肿瘤标志专业委员会：

http://tbm.cacakp.com/

6.中国肿瘤营养网（中国抗癌协会肿瘤营养专业委员会）：

http://cancernutrition.cn/ainst-1.0/

7.中国抗癌协会肿瘤心理学专业委员会：

http://www.hnca.org.cn/cpos/

## 二、新媒体平台

1.中国抗癌协会官方 APP

2.中国抗癌协会科普平台（微信公众号）

3.中国抗癌协会科普平台(今日头条)

4.中国抗癌协会科普平台(微博)

5.中国抗癌协会科普平台(学习强国)

6.中国抗癌协会科普平台(人民日报)

7.中国抗癌协会科普平台(网易新闻)

8.中国抗癌协会科普平台(新华网客户端)

9.中国抗癌协会肿瘤防治科普平台

10.中国抗癌协会科普平台(人民日报健康客户端)

11.CACA 肿瘤用药科普平台

12.CACA 早筛科普平台